Contribution à l'étude des Fractures du crâne.

DES BLESSURES DES SINUS

DE LA DURE-MÈRE

(SINUS LONGITUDINAL SUPÉRIEUR ET SINUS LATÉRAL)

PAR

Le Dr Georges LUYS

Interne des hôpitaux de Paris
Aide d'anatomie à la Faculté de Médecine
Membre adjoint de la Société Anatomique

PARIS

G. STEINHEIL, ÉDITEUR

2, RUE CASIMIR-DELAVIGNE, 2

1900

Contribution à l'étude des Fractures du crâne

DES BLESSURES DES SINUS

DE LA DURE-MÈRE

(SINUS LONGITUDINAL SUPÉRIEUR ET SINUS LATÉRAL).

TRAVAUX DU MÊME AUTEUR

Traitement de la cystite tuberculeuse. *Annales des maladies des organes génito-urinaires,* mars 1893.

De l'ascite chyliforme (en collaboration avec M. le Dr HIRTZ). *Société médicale des hôpitaux,* octobre 1897.

Des luxations totales de l'astragale. *Gazette des hôpitaux,* juin 1899.

Ulcérations gastriques chez un alcoolique: mort subite par hémorrhagie. *Société anatomique,* octobre 1896.

Anévrysme de l'aorte thoracique et abdominale rompu dans la plèvre. *Société anatomique,* janvier 1897.

Cancer du rectum avec propagation pleuro-pulmonaire. *Société anatomique,* février 1897.

Fractures du tibia et du péroné. *Société anatomique,* mai 1898.

Kystes hydatiques du foie coïncidant avec une tuberculose ganglionnaire généralisée. *Société anatomique,* mai 1898.

Fracture du crâne avec rupture du sinus latéral. *Société anatomique,* juin 1898.

Fracture de la colonne vertébrale. *Société anatomique,* juillet 1898.

Fracture du crâne avec rupture de l'artère méningée moyenne. *Société anatomique,* octobre 1898.

Occlusion intestinale par fibrome à pédicule tordu. *Société anatomique,* décembre 1898.

Fractures du rocher. *Société anatomique,* janvier 1899.

Fracture de jambe. *Société anatomique,* février 1899.

Perforation du côlon ascendant au cours d'une occlusion intestinale chronique par cancer de l'S iliaque. *Société anatomique,* juin 1899.

Fracture de la base du crâne (en collaboration avec M. LEO). *Société anatomique,* 1900.

IMPRIMERIE A.-G. LEMALE, HAVRE

DES BLESSURES DES SINUS

DE LA DURE-MÈRE

(SINUS LONGITUDINAL SUPÉRIEUR ET SINUS LATÉRAL)

PAR

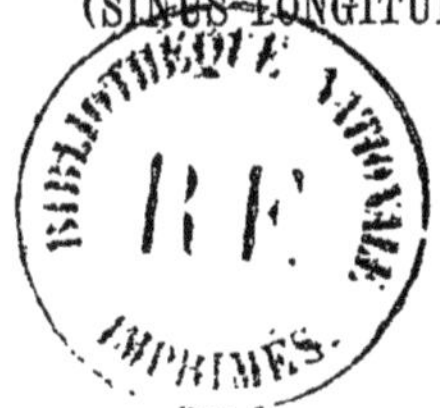

Le Dr Georges LUYS

Interne des hôpitaux de Paris
Aide d'anatomie à la Faculté de Médecine
Membre adjoint de la Société Anatomique

PARIS

G. STEINHEIL, ÉDITEUR

2, RUE CASIMIR-DELAVIGNE, 2

1900

DES BLESSURES DES SINUS

DE LA DURE-MÈRE

(SINUS LONGITUDINAL SUPÉRIEUR ET SINUS LATÉRAL)

AVANT-PROPOS

Au cours de notre année d'internat chez notre cher Maître, M. le professeur Le Dentu, nous avons pu étudier plusieurs fractures du crâne. Parmi celles-ci, nous avons été à même d'observer deux fois des blessures des sinus de la dure-mère.

Dans le premier de ces cas (Morestin, observation inédite, rapportée dans cette thèse page 89), il s'agissait d'une blessure du Sinus longitudinal supérieur par des esquilles osseuses, et nous servions d'aide au chirurgien au moment de son intervention.

Dans le deuxième cas (observation personnelle, rapportée plus loin page 67), il s'agissait d'une blessure du Sinus latéral ayant provoqué une otorrhagie abondante : le tamponnement du sinus mis à découvert par une trépanation, arrêta l'écoulement du sang par l'oreille.

Frappé de l'intérêt que présentaient ces cas, nous avons

entrepris des recherches à ce sujet, et nous sommes parvenu à recueillir 57 observations de faits analogues.

Nous avons voulu nous rendre compte des conditions anatomiques, des causes, des symptômes et du diagnostic de ces lésions sinusiennes. Ce sont autant de chapitres que nous nous proposons de développer. Quant à la question du traitement, elle nous a paru très importante, car les blessures des sinus nous semblent justiciables au premier chef d'une intervention chirurgicale et surtout d'une intervention hâtive.

C'est là, croyons-nous, une question neuve et peu étudiée jusqu'à présent. Quoi qu'il en soit, ce n'est pas une étude complète que nous prétendons exposer ici : c'est plutôt un ensemble de documents puisés, d'une part, dans ce que nous avons vu, et, d'autre part, dans les faits relevés dans notre bibliographie.

Nous ajouterons que nous avons voulu limiter notre étude aux deux Sinus longitudinal et latéral. En effet, parmi ceux qui en dehors de ceux-ci, sont susceptibles d'être blessés, il reste :

1° *Le Sinus sphéno-pariétal de Breschet*. — Mais nous n'avons pu trouver aucune observation de lésion de ce vaisseau.

2° *Le Sinus caverneux*. — Nous connaissons en effet plusieurs cas de lésions traumatiques de ce genre. Mais la difficulté extrême, pour ne pas dire l'impossibilité d'avoir une action efficace sur ce vaisseau rend illusoire toute espèce d'indication opératoire.

CHAPITRE PREMIER

Anatomie.

Définition. — Les sinus de la dure-mère sont d'énormes vaisseaux veineux destinés à collecter le sang qui a servi à la nutrition de l'Encéphale.

Situés dans un dédoublement de la dure-mère, ils sont appliqués contre la paroi osseuse à laquelle ils adhèrent.

Division. — Avec Gérard-Marchant (1), nous pouvons, au point de vue spécial qui nous occupe, diviser les sinus de la dure-mère en deux groupes distincts :

1° Les sinus découverts au traumatisme et accessibles au chirurgien ;

2° Les sinus profonds inaccessibles à l'injure comme à l'intervention chirurgicale.

Nous ne nous occuperons uniquement que du premier groupe.

Les sinus découverts sont :

1° A la voûte, le sinus longitudinal supérieur ;

2° Sur les parties latérales et postérieures, les sinus latéraux ;

3° Le sinus sphéno-pariétal de Breschet ;

4° Le sinus caverneux ;

(1) Gérard-Marchant. Thèse de Paris, 1881.

5° Le sinus circulaire du trou occipital (1).

L'observation nous démontre que de tous ces sinus, ce sont les deux premiers qui sont le plus souvent atteints par le traumatisme et ce sont surtout ceux-là dont nous nous occuperons.

Technique des injections. — Pour bien étudier les sinus nous les avons injectés soit avec de la gélatine, soit avec du plâtre, soit avec un mélange constitué par du suif, du blanc de baleine, de la térébenthine et une matière colorante ; soit, enfin, avec de la cire à cacheter en dissolution dans l'alcool.

Nous avons commencé par faire les injections en les poussant par les deux jugulaires internes sur des sujets entiers. De cette façon nous obtenions l'injection des sinus latéraux et des sinus de la base en général, mais presque jamais celle du sinus longitudinal supérieur. Dans ce vaisseau, en effet, venaient s'accumuler les caillots sanguins qui étaient repoussés par la matière à injection, et pour obtenir un bon résultat nous avons été obligé de recourir à l'une des méthodes suivantes :

1° Ou bien sur un sujet entier nous commencions par faire une trépanation sur la ligne médiane à 4 ou 5 centim. au-dessus de la glabelle sur une ligne naso-inienne. Nous découvrions alors la partie antérieure du sinus longitudinal supérieur, nous y introduisions une canule que nous maintenions en place par un fil passé sous la dure-mère ; ceci fait, nous comblions la perte de substance osseuse avec du plâtre ou avec du ciment, puis nous laissions sécher. Le lendemain nous commencions par

(1) PAUL SIMON. *Revue médicale de l'Est*, 1896, p. 677.
Il s'agit ici d'une fort curieuse observation dans laquelle une femme de 35 ans fut frappée à la nuque d'une violent coup de couteau et mourut en quelques minutes d'une hémorrhagie foudroyante. A l'autopsie, on trouva que, par un hasard singulier, l'arme était entrée, appliquée contre l'arc postérieur de l'atlas, parallèlement au bulbe qui ne fut pas lésé, et que sa pointe avait pénétré à travers le ligament occipito-atloïdien postérieur jusqu'à l'entrée de la cavité crânienne en ouvrant le sinus circulaire qui borde le trou occipital.

pousser une injection d'eau par notre canule de manière à débarrasser le sinus de tous les caillots qu'il contenait. Nous avions soin alors d'ouvrir le cœur de manière à permettre à l'eau de trouver une porte de sortie. Cela fait, nous laissions notre sujet la tête haute en position assise jusqu'au lendemain et ce n'est que le jour suivant que nous poussions l'injection de matière solidifiable. Nous avions soin, lorsque nous nous apercevions que la matière colorée sortait par le cœur, d'obturer avec des pinces les deux jugulaires internes préalablement mises à nu, et de serrer fortement le cou avec un garrot. C'est de cette façon que nous avons pu obtenir non seulement la pleine réplétion du sinus longitudinal supérieur, mais également d'un grand nombre de veines affluentes.

2° Ou bien sur une tête décapitée nous commencions par mettre des canules sur les deux jugulaires internes préalablement bien isolées; puis nous faisions passer un fort courant d'eau par ces veines pour en laver le contenu. Nous abandonnions alors la tête en position verticale pendant vingt-quatre heures pour bien laisser égoutter. Cela fait, nous couvrions toute la surface de section du cou avec du ciment ou du plâtre en ayant soin d'en bourrer également complètement le canal rachidien, mais en ménageant, bien entendu, l'orifice des jugulaires. Nous laissions alors sécher vingt-quatre heures. A ce moment seulement nous procédions à l'injection en ne la faisant pénétrer que par une jugulaire et en attendant que le liquide coloré ressortît par l'autre. Cela obtenu, nous obturions la jugulaire libre avec un fosset et nous poussions fortement l'injection par l'autre jugulaire. Parfois même, enfin, nous complétions en poussant une autre injection par le sinus longitudinal supérieur découvert par une trépanation suivant le procédé précédemment décrit.

§ 1. — Sinus longitudinal supérieur.

Situation. — D'après les classiques (Testut, Charpy et Poirier) le sinus longitudinal supérieur impair et médian occupe toute la longueur du bord convexe du cerveau. Il n'est pas situé toujours dans le plan médian, mais il est souvent un peu dévié à droite.

Trajet. — Il naît par une extrémité effilée terminée en cul-de-sac dans le canal du trou borgne, ne se constitue en sinus qu'au-dessus de l'apophyse Crista-Galli, et se porte ensuite en arrière suivant la gouttière longitudinale creusée sur les trois os frontal, pariétal et occipital. Il se termine au niveau de la protubérance occipitale interne où il contribue à former le confluent des sinus ou Pressoir d'Hérophile. Il se jette à ce niveau dans les sinus latéraux, et cette terminaison a été l'objet d'une étude faite par Dumont (1) qui distingue trois types principaux :

Premier type. — Le sinus longitudinal supérieur se continue directement avec le sinus latéral droit ; c'est la variété la plus fréquente.

Deuxième type. — Le sinus longitudinal supérieur se bifurque et se déverse par une petite branche dans le sinus latéral droit et par une grande branche dans le sinus latéral gauche en circonscrivant un îlot losangique de dure-mère sur la protubérance occipitale.

Troisième type. — Le sinus longitudinal supérieur se jette dans un réservoir qui lui est commun à lui et aux deux sinus latéraux ; c'est la réalisation parfaite du torcular ou Pressoir d'Hérophile. C'est là une variété relativement peu fréquente.

Forme. — Sa forme est celle d'un prisme triangulaire à base supérieure, à sommet inférieur. Il conserve toujours cette forme, même lorsqu'il est dilaté par une injection poussée avec force.

Longueur. — Sa longueur est en moyenne environ de 32 centim. ; mais elle est éminemment variable selon que le

____

(1) Thèse de Nancy, 1894.

crâne est dolichocéphale, ou brachycéphale, et peut osciller entre 30 et 34 centim.

Calibre. — Son calibre est intéressant à étudier, car il diffère absolument suivant les endroits où on l'examine. C'est ainsi que nous avons été amené à faire des recherches sur ce point particulier.

Tandis que Charpy dit que son calibre est de 1 à 2 millim. à son origine et qu'il atteint de 8 à 9 millim. près de sa terminaison, il nous semble que ces dimensions sont inférieures à la moyenne. C'est ainsi que nous avons fait les mensurations suivantes sur 4 sujets adultes chez lesquels nous avions injecté les sinus à la gélatine ou au suif, et chez lesquels nous avions pratiqué à la scie des coupes frontales et verticales de toute la tête. Nous avons trouvé que sur la ligne naso-inienne, en partant de la racine du nez :

1° Chez un homme de 48 ans, à 11 centim., le sinus longitudinal supérieur mesurait 14 millim. de largeur et 3 millim. de hauteur ;

A 16 centim. et demi, il mesurait 28 millim. de largeur et 10 de hauteur.

2° Sur une femme de 38 ans, à 12 centim., le sinus longitudinal supérieur mesurait 22 millim. de largeur et 6 millim. de hauteur ;

A 15 centim., il mesurait 25 millim. de largeur et 9 millim. de hauteur.

3° Sur une femme de 45 ans, à 10 centim., le sinus longitudinal supérieur mesurait 17 millim. de largeur et 5 millim. de hauteur ;

A 12 centim., il mesurait 21 millim. de largeur et une hauteur de 5 millim.

4° Sur une femme de 60 ans, à 14 centim. et demi, le sinus longitudinal supérieur mesurait 10 millim. de largeur et 10 millim. de hauteur ;

A 17 centim. et demi, il mesurait 12 millim. de largeur et 14 millim. de hauteur

On peut ainsi voir que si nous faisons une moyenne, nous obtenons les chiffres suivants :

A 11 centim. et demi de la racine du nez, c'est-à-dire en un point qui correspond à peu près à la suture fronto-pariétale sur une ligne naso-inienne, le sinus longitudinal supérieur mesure 15 millim. 7 de large et 6 millim. de haut ;

A 15 centim. de la racine du nez, c'est-à-dire vers le milieu de la ligne naso-inienne, le sinus longitudinal supérieur mesure 21 millim. et demi de large et 7 millim. 75 de haut.

Dans toutes ces mensurations, nous avons évidemment pris au compas d'épaisseur toute la largeur du sinus flanqué des lacs sanguins, car il est bien difficile, sur des coupes vertico-transversales, de dire où finit le sinus et où commencent les lacs sanguins. Et puis, ce n'est là qu'un intérêt théorique, car, pratiquement, au point de vue chirurgical, que ce soit le sinus ou un lac sanguin, il est aussi dangereux de blesser l'un ou l'autre.

Il est aisé de saisir l'importance de ces chiffres, car ils nous montrent d'une part que dans l'opération du trépan la région du sinus longitudinal supérieur devient de plus en plus dangereuse à mesure qu'on s'approche de l'inion ; d'autre part, de combien il faudra rester éloigné de la ligne médiane pour éviter la blessure de ce sinus.

Enfin ils nous font comprendre la bénignité relative des traumatismes exercés sur la partie antérieure du sinus — opposée à la gravité de ceux qui atteignent le vaisseau sanguin près de sa terminaison.

Affluents. — Le sinus longitudinal supérieur reçoit :

1° LES VEINES CÉRÉBRALES SUPÉRIEURES. — Celles-ci, nées du cerveau, franchissent l'espace sous-arachnoïdien et, par un trajet sinueux, vont s'appliquer sur la paroi du sinus avant de s'ouvrir dans son intérieur.

D'après C h a r p y, les veines antérieures, c'est-à-dire du tiers antérieur du sinus, au nombre de 3 ou 4, sont petites ; elles viennent du lobe frontal. Les postérieures qui appartiennent aux circonvolutions rolandiques, sont volumineuses. Celles des circonvolutions pariétales et occipitales sont de nouveau petites. Entre le groupe antérieur et le groupe postérieur, comme aussi entre celui-ci et le Pressoir d'Hérophile, existe un espace libre de 4 ou 6 centim. que ne traverse aucune veine.

Le mode d'abouchement des veines dans le sinus longitudinal supérieur est remarquable. Les antérieures s'y rendent à angle droit et s'ouvrent sur la face supérieure ou sur la face latérale par un orifice à l'emporte-pièce ; elles s'abouchent donc dans le sinus suivant le sens du courant sanguin.

Mais dès le tiers moyen du cerveau, les veines, quittant le bord supérieur de l'hémisphère qu'elles ont abordé transversalement, se dirigent en haut et en avant en décrivant une courbe à concavité antérieure.

Elles s'accolent alors à la paroi du sinus qu'elles peuvent longer sur un ou deux centim. d'étendue, et s'ouvrent sur la face inférieure du sinus à angle très aigu. De là il résulte un éperon ou repli valvuloïde que Bichat comparait à la valvule vésicale des uretères. Ce repli n'agit du reste en rien comme une valvule, puisqu'il n'arrête pas les injections. Elles s'abouchent dans le sinus, suivant une direction oblique en sens inverse du cours du sang.

On voit donc ainsi que tandis que quelques veines antérieures seulement s'ouvrent dans le canal veineux en suivant le cours du sang, l'immense majorité des affluents du sinus s'abouchent à contre-courant. Cette disposition serait, d'après Hédon (1), due au mode de développement des hémisphères.

Les veines cérébrales supérieures ont un développement considérable, et lorsqu'elles sont distendues par une bonne injection, on est frappé de leur masse. Il est facile de s'en faire

(1) Hédon. *Sur la circulation veineuse de l'encéphale.* Thèse de Bordeaux, 1888.

une idée par les dessins ci-joints qui sont copiés d'après nature.

2° DES VEINES OSSEUSES OU DIPLOÏQUES. — Elles abordent le sinus par sa face supérieure. L'une d'elles, plus considérable, appelée « veine émissaire de Santorini », traverse de haut en bas le trou pariétal, réunissant ainsi les veines pariétales au sinus longitudinal supérieur.

3° DES VEINES DURALES. — Elles proviennent de la dure-mère, hors du territoire des veines méningées moyennes.

4° UNE VEINE CÉRÉBRALE DU LOBULE ORBITAIRE, qui fait communiquer le sinus avec les veines pituitaires.

5° LE RÉSEAU VEINEUX DU TROU BORGNE, auquel s'adjoint une veine ethmoïdo-frontale.

6° LA GRANDE ANASTOMOTIQUE CÉRÉBRALE ANTÉRIEURE DE TROLARD qui, partie du tiers postérieur du sinus longitudinal supérieur, aboutit soit au sinus pétreux supérieur, soit au sinus caverneux.

7° LA PETITE ANASTOMOTIQUE CÉRÉBRALE POSTÉRIEURE DE LABBÉ, qui s'étend du sinus longitudinal supérieur au sinus latéral. Elle naît soit directement du sinus longitudinal, soit indirectement par l'intermédiaire de la précédente.

Lacs sanguins. — Au sinus longitudinal supérieur sont annexées des cavités lacunaires creusées dans l'épaisseur de la dure-mère et qui, entrevues par Breschet et par Cruveilhier, signalées par Faivre en 1853, ont été bien décrites pour la première fois par Trolard en 1868, qui les a appelées *lacs sanguins*. Ces cavités, situées sur les parties latérales du sinus longitudinal supérieur, sont de structure aréolaire et reçoivent des veines méningées et des veines diploïques dont elles ne sont d'ailleurs qu'une dilatation. Ces lacs sanguins communiquent non seulement avec les veines cérébrales, mais également entre eux et avec le sinus. Ils sont plus accentués chez l'adulte que chez l'enfant et ils creusent sur la face interne du crâne des dépressions qui sont caractéristiques sur le crâne du vieillard.

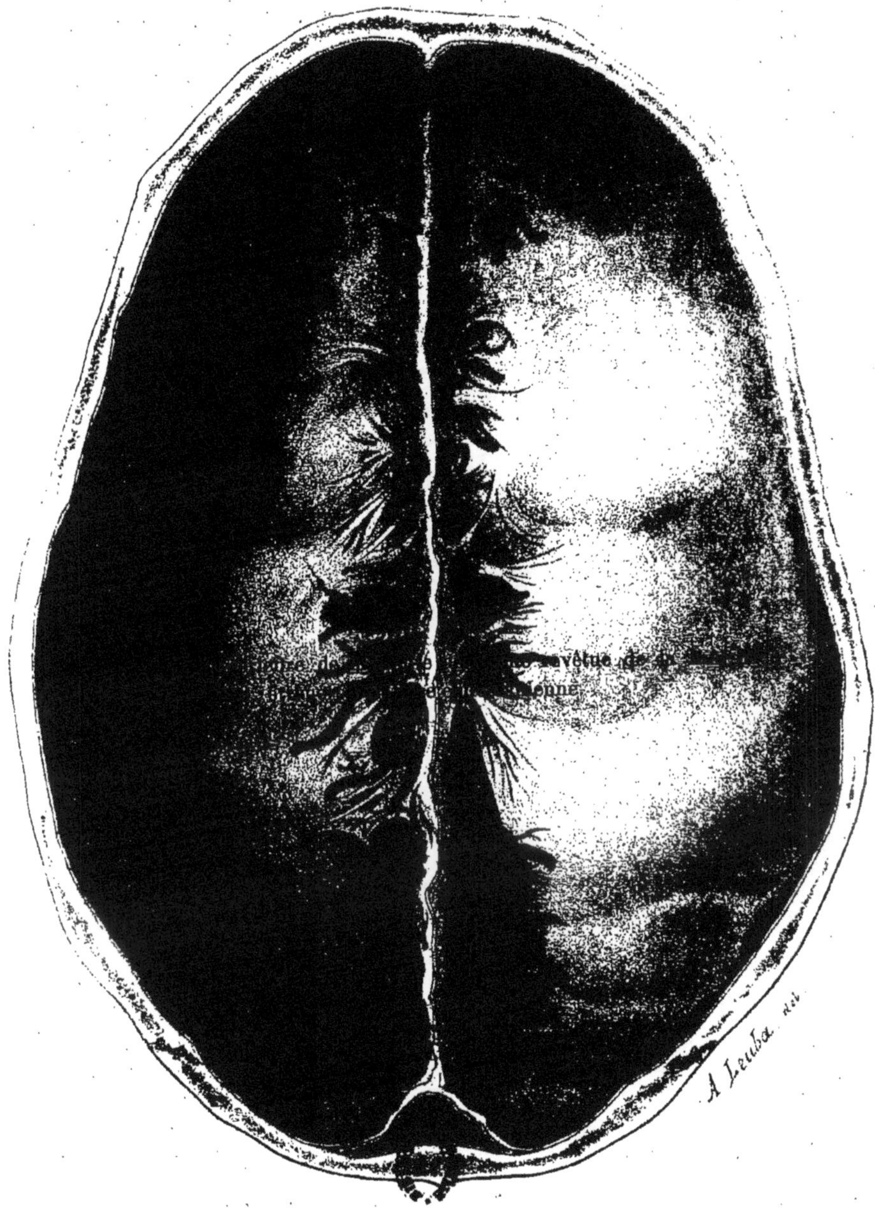

SINUS LONGITUDINAL SUPÉRIEUR

Figure copiée d'après nature où l'on voit :
1° Combien la zône dangereuse du Sinus est bien plus considérable qu'on ne
le dit d'habitude — de par la présence et le volume des nombreux
affluents qu'il reçoit, surtout à sa partie postérieure ;
2° Le mode d'abouchement des veines cérébrales dans le Sinus. — Tandis que
les antérieures se jettent dans le sens du courant ; les postérieures s'ouvrent
à contre-courant.

G. Steinheil, Éditeur.   Imprimeries Lemercier.

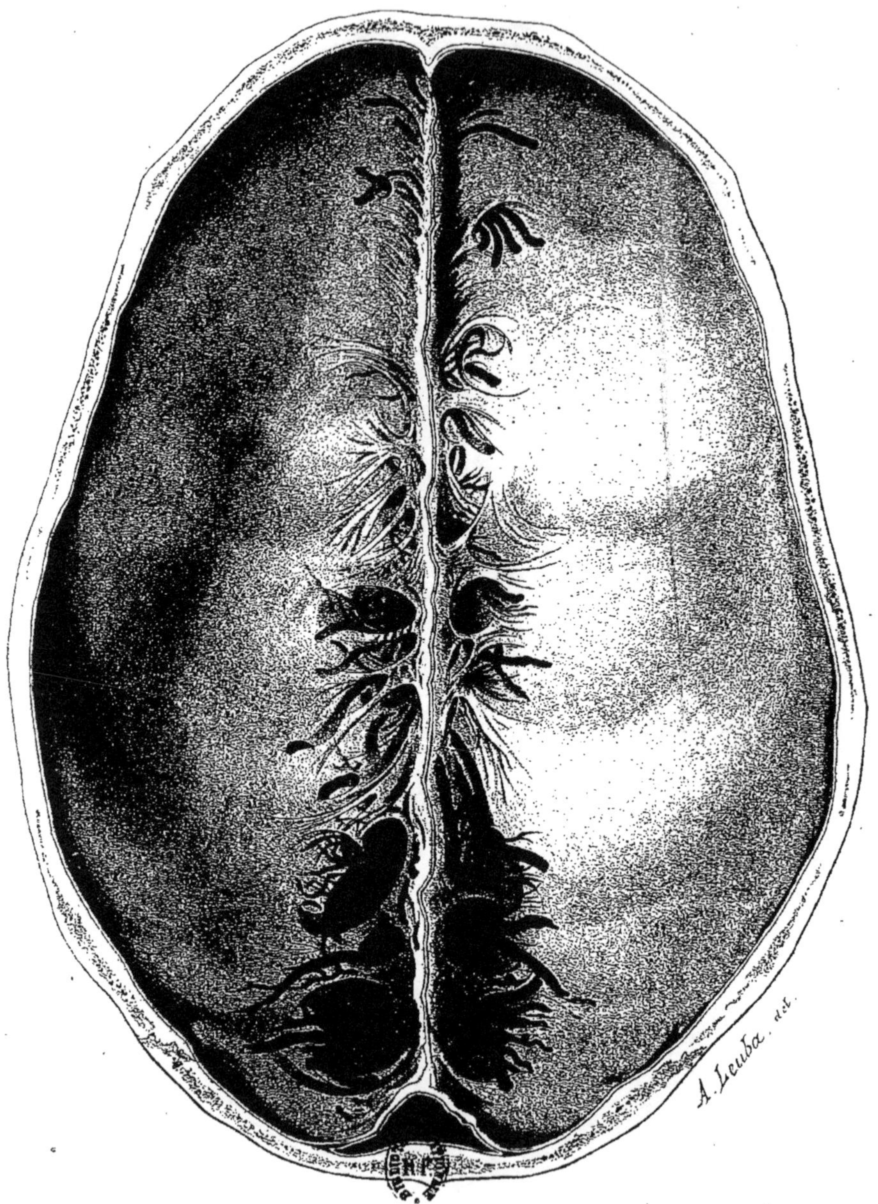

SINUS LONGITUDINAL SUPÉRIEUR

Figure copiée d'après nature où l'on voit :

1° Combien la zône dangereuse du Sinus est bien plus considérable qu'on ne le dit d'habitude — de par la présence et le volume des nombreux affluents qu'il reçoit, surtout à sa partie postérieure ;

2° Le mode d'abouchement des veines cérébrales dans le Sinus. — Tandis que les antérieures se jettent dans le sens du courant ; les postérieures s'ouvrent à contre-courant.

G. Steinheil, Editeur.   Imprimeries Lemercier.

Ils sont presque toujours envahis par les granulations de Pacchioni. Ils ont été appelés par Labbé « lacs dérivatifs de
sûreté » ; et il semble que leur rôle soit restreint à celui de réservoir chargé de régulariser la circulation.

D'après Poirier, ils paraissent plutôt devoir être rattachés
au fonctionnement des granulations de Pacchioni. En effet, on
n'observe pas de lacs sanguins sans corpuscules de Pacchioni ;
et Trolard, qui avait bien vu ce fait, les avait appelés « cavités
pacchioniennes ».

On conçoit dès lors que la cavité du sinus longitudinal supérieur,
augmentée d'une part de ces lacs sanguins, d'autre part de la
cavité des veines cérébrales qui lui sont accolées, soit vérita-
blement considérable. Aussi la région dangereuse du sinus
longitudinal supérieur semble-t-elle être encore plus étendue
qu'on ne le dit ordinairement, car la blessure ou de ces veines
ou des lacs sanguins qui communiquent directement avec le
sinus longitudinal supérieur, est au moins aussi redoutable
que celle du sinus lui-même. De telle sorte que tandis qu'il
est classique d'admettre qu'il faut se tenir éloigné de 1 centim.
et demi de la ligne médiane, il nous semble que pour éviter
sûrement la blessure du sinus longitudinal ou de ses affluents
directs il faut au moins compter 2 bons centim. et demi de chaque
côté du milieu de la voûte crânienne. Ajoutons que ces chiffres
ne sont applicables qu'à 8 ou 9 centim. en arrière de l'apophyse
Crista-Galli.

Structure. — Le sinus longitudinal supérieur est constitué
par deux tuniques : une tunique externe fibreuse qui n'est autre
que la dure-mère elle-même ; une tunique interne endothéliale,
qui est la même que celle des veines ordinaires.

La cavité du sinus est fréquemment traversée par des brides
qui cloisonnent incomplètement la lumière du vaisseau. Ces
brides ne jouent pas à proprement parler le rôle de valvule, mais
elles n'en sont pas moins un obstacle à la bonne pénétration

des injections, surtout quand on les pousse d'arrière en avant.
Elles semblent aussi avoir une influence sur le cours du sang.

En effet, le sang du sinus longitudinal supérieur va d'avant
en arrière, de l'apophyse Crista-Galli à la protubérance occipitale
interne. Ce fait a été bien confirmé par les expériences intéres-
santes de Ferrari (1) à ce sujet. Cet auteur faisait une ligature
sur le sinus en passant un fil au moyen d'une aiguille sous le
vaisseau mis à découvert par la résection du crâne. Les phénomènes que présentaient les deux parties du sinus étaient tout à
fait différents. La partie antérieure du sinus, ou bout périphérique, se remplissait de sang en se dilatant considérablement ; la
partie postérieure ou centrale se vidait d'une grande quantité du
sang qu'elle contenait. Ferrari coupait alors les deux parties
du sinus ainsi isolées et constatait que tandis que le sang coulait
abondamment de la partie périphérique il sortait en très minime
quantité de la partie centrale.

Il ressort donc de ce fait que le sinus longitudinal supérieur,
bien que dépourvu de valvules, se comporte exactement comme
une veine ordinaire.

Adhérence. — Lorsqu'on regarde par sa face interne une
voûte du crâne, il est facile de voir que le sillon déterminé par la
présence du sinus longitudinal supérieur est beaucoup plus mar-
qué en arrière qu'en avant, de telle manière que tandis qu'il est
filiforme en quelque sorte au niveau de l'os frontal il devient, au
contraire, au niveau des pariétaux, extrêmement considérable.
Et cette constatation nous prouve deux faits importants : d'une
part la largeur croissante du sinus à mesure que l'on va d'avant
en arrière, largeur en rapport avec les nombreux affluents qui
viennent s'y jeter, et d'autre part, surtout, l'adhérence du sinus
à l'os qui est, en effet, comme enchâssé dans un véritable lit
osseux.

(1) FERRARI. *Archives italiennes de Biologie*, 1899.

On comprend ainsi que de ces deux facteurs : volume considérable et adhérence intime à l'os, il résultera des troubles infiniment plus graves suivant que le sinus sera intéressé dans sa portion antérieure ou dans sa portion postérieure. Simple veinule dans sa partie antérieure, il devient un vrai réservoir sanguin dans sa partie postérieure.

Il résulte encore de cette adhérence du sinus plus marquée en arrière qu'en avant, qu'un épanchement sanguin dû à une lésion du sinus aura plus de tendance à être extra-dure-mérien quand il sera antérieur et sous-dure-mérien quand il sera posté-rieur, la dure-mère étant beaucoup plus difficilement décollable de l'os dans ce dernier cas.

Topographie. — D'après la majorité des auteurs, le sinus lon-gitudinal supérieur se trouve à droite de la ligne médiane, de façon que son bord gauche coïncide avec la ligne médiane.

D'après Horsley, le bord droit du sinus serait situé sur la ligne qui réunit les extrémités des dentelures de la suture sagittale.

Pour Dana, le sinus longitudinal supérieur serait situé un peu à gauche de la ligne médiane.

Pour déterminer exactement la position du sinus longitudinal supérieur, il convient, d'après Poirier, non pas de prendre la ligne médiane à vue d'œil, mais plus exactement de mesurer la distance bi-auriculaire et d'en prendre la moitié.

L'extrémité antérieure du sinus répond en avant à la bosse nasale du frontal.

L'extrémité postérieure du sinus correspond approximative-ment à l'inion, — nous disons approximativement, — car pour Riéger, la protubérance occipitale externe ne répond à l'interne qu'une fois sur deux.

Les rapports du sinus longitudinal supérieur varient aussi suivant l'âge et suivant les individus.

Suivant l'âge. — En effet, le crâne du nouveau-né ou de

l'enfant est mou, sans résistance, dépressible, si bien que les traumatismes ne pourront que rarement avoir de contre-coup sur le sinus, bien qu'au premier abord, étant donnée la minceur des parois crâniennes, on puisse croire que ceux-ci soient facilement lésés.

Suivant les individus. — En effet, rien n'est plus variable d'une part que la longueur du sinus, cela dépendant du crâne brachycéphale ou dolichocéphale, d'autre part de l'épaisseur de la paroi crânienne qui varie à chaque instant. Notons enfin qu'il y a des variations encore nombreuses dans le volume du sinus, suivant que la circulation cérébrale est plus ou moins développée, et cela varie évidemment avec chaque individu.

§ 2. — Sinus latéral.

Situation. — Les sinus latéraux pairs et symétriques sont situés à la partie postérieure et inférieure du crâne.

Trajet. — Le sinus latéral naît au niveau de la protubérance occipitale interne, c'est-à-dire au niveau du Pressoir d'Hérophile, se porte ensuite horizontalement en cheminant le long du bord convexe de la tente du cervelet dans la gouttière profonde qui sépare les fosses cérébrales des fosses cérébelleuses, et arrive ainsi à la base du rocher. Là, il change brusquement de direction et, se coudant presque à angle droit, il devient vertical ou plus exactement oblique en bas, en avant et en dedans. Il suit alors la gouttière mastoïdienne, puis se relève pour contourner l'apophyse jugulaire de l'occipital. Enfin, décrivant une nouvelle courbure à concavité antéro-externe, il arrive enfin au trou déchiré postérieur où il se termine en constituant l'origine de la veine jugulaire interne.

On peut donc considérer deux portions :

1° Une portion horizontale dont l'ensemble décrit un fer à cheval à courbure variant selon la forme de l'occipital ;

2° Une portion verticale profondément enchâssée dans l'os temporal occupant la gouttière mastoïdienne.

Forme. — Dans sa portion horizontale, le sinus latéral a la forme d'un prisme triangulaire à base postérieure. Il présente une face supérieure en rapport avec le cerveau, une face inférieure en rapport avec le cervelet et une arête qui s'enfonce dans la scissure cérébro-cérébelleuse. Dans sa portion verticale, il a une forme arrondie en demi-cylindre à convexité inférieure.

Calibre. — Le calibre du sinus latéral varie suivant les points où on le considère, mais dans son ensemble il croît de son origine à sa terminaison et atteint 1 centim. et même 1 centim. et demi de diamètre. Il varie aussi suivant le côté considéré, car le sinus droit est, dans l'immense majorité des cas (75 p. 100), plus considérable que le gauche ; et ceci dépend de la disposition que nous avons déjà indiquée en vertu de laquelle le sinus longitudinal supérieur vient très souvent se déverser tout entier dans le sinus latéral droit ; tandis que le sinus latéral gauche n'est que l'aboutissant du sinus droit, bien moins considérable que le sinus longitudinal supérieur.

Nous avons mesuré au compas d'épaisseur la dimension du sinus latéral sur 4 sujets injectés sur lesquels nous avions pratiqué à la scie circulaire des coupes vertico-transversales ; ces coupes portaient sur la portion horizontale, un peu en arrière de l'apophyse mastoïde.

Nous avons trouvé :

Chez un homme de 48 ans, 10 millim. de chaque côté ;

Chez une femme de 38 ans, 17 millim. à droite et 11 millim. à gauche ;

Chez une femme de 45 ans, 25 millim. à droite et 16 millim. à gauche ;

Chez une femme de 60 ans, 17 millim. à droite et 7 millim. à gauche.

Affluents. — Le sinus latéral reçoit :

1° A son origine. — Le sinus longitudinal supérieur ;

Le sinus droit ;

Les sinus occipitaux postérieurs.

2° Dans sa portion horizontale. — Les veines cérébrales inférieures et postérieures ;

Les veines cérébelleuses latérales et postérieures ;

La diploïque temporale postérieure (inconstante) ;

La petite anastomotique de Labbé qui anastomose le sinus longitudinal supérieur avec le sinus latéral.

3° Au niveau du coude. — Le sinus pétro-squameux de Luschka qui est inconstant chez l'homme, mais constant chez un grand nombre de mammifères et qui, parti du coude du sinus latéral, va déboucher soit dans le trou temporal pour aller se terminer dans une veine temporale profonde, soit dans le trou sphéno-épineux pour s'ouvrir dans la veine méningée moyenne ;

Le sinus pétreux supérieur qui anastomose le sinus caverneux avec le sinus latéral ;

Les veines de l'aqueduc du vestibule qui proviennent des canaux demi-circulaires.

4° Dans sa portion verticale. — La veine émissaire mastoïdienne qui passe par le trou ou canal mastoïdien et va déboucher dans les veines occipitales.

D'après Charpy, c'est souvent par cette veine que des phlébites extérieures envahissent le sinus latéral.

D'après Poirier, cette veine mastoïdienne est souvent très grosse et traverse obliquement le tiers moyen de l'apophyse mastoïde.

D'après Ricard, cette veine est très variable comme volume et comme siège. Souvent volumineuse chez le vieillard, elle est aussi parfois petite. Elle vient du sinus latéral et traverse la paroi crânienne perpendiculairement pour sortir par le trou mastoï-dien. Quelquefois, avant d'émerger au dehors, elle suit dans la paroi un trajet d'un ou deux centim. et constitue ainsi un canal

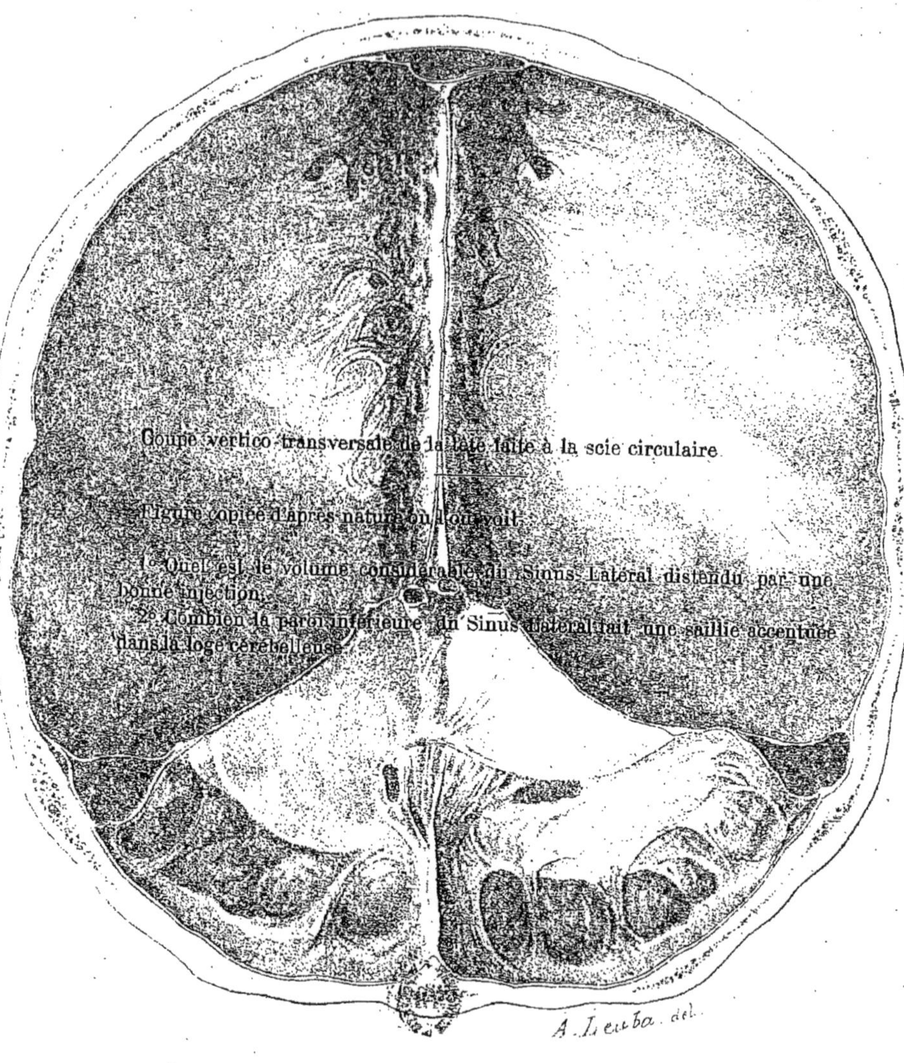

SINUS LONGITUDINAL SUPÉRIEUR ET LATÉRAL

G. Steinheil, Editeur.

Imprimeries Lemercier.

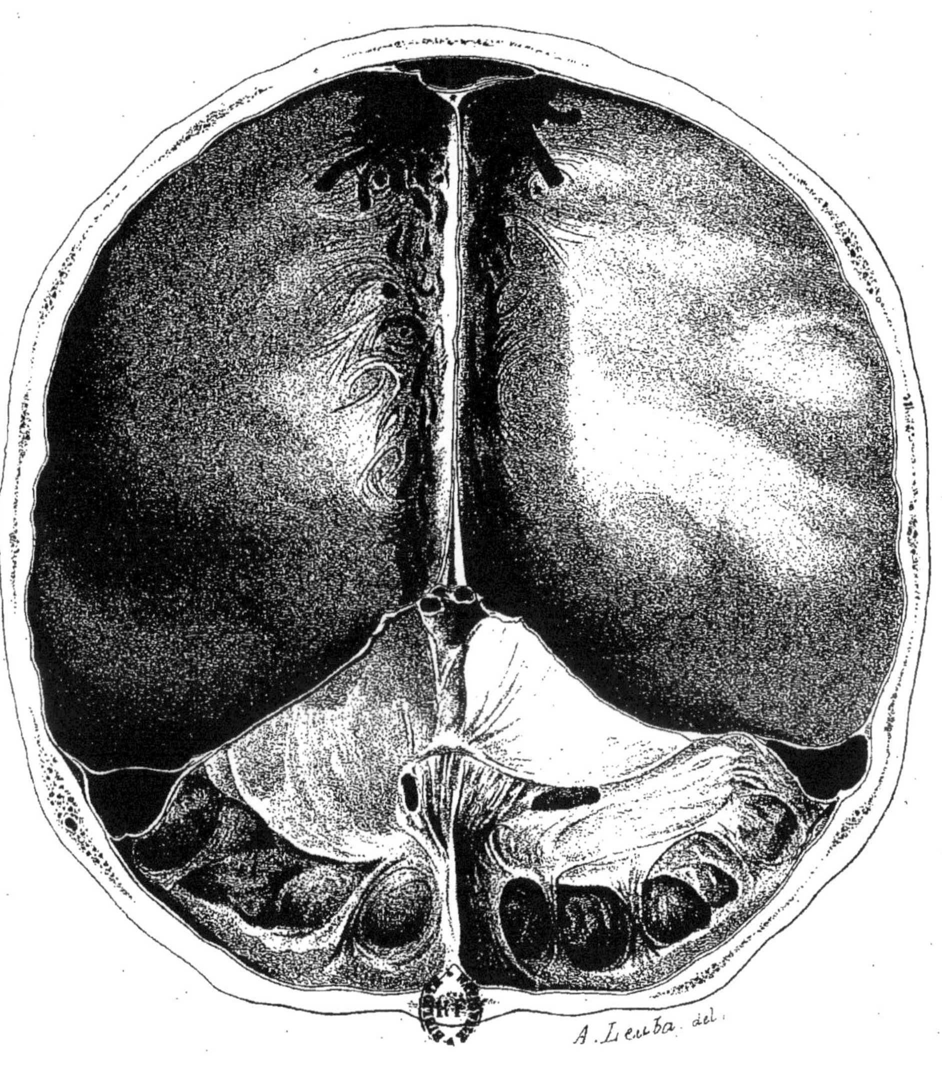

SINUS LONGITUDINAL SUPÉRIEUR ET LATÉRAL

veineux susceptible d'être blessé dans la trépanation de l'apophyse. Du trou mastoïdien, la veine descend en général à la partie postérieure de l'apophyse, contourne le bord postérieur du sterno-mastoïdien et se jette dans la jugulaire interne ou dans l'un de ses affluents, constituant ainsi un véritable canal de sûreté pour la circulation veineuse de l'encéphale.

Adhérence. — La question de l'adhérence est importante à considérer au point de vue de la production extra ou sous-dure-mérienne des épanchements sanguins intracrâniens, auxquels peuvent donner lieu les blessures du sinus latéral. Cette adhérence varie suivant le point considéré. C'est ainsi qu'au niveau de la portion horizontale, le sinus est toujours facilement décollable. Depuis la protubérance occipitale interne jusqu'à la base du rocher, les doigts tirant sur la dure-mère n'éprouvent aucune difficulté à séparer le canal veineux de la paroi osseuse. Au niveau du coude, au contraire, il y a une adhérence très intime entre l'os et la paroi du sinus ; toute la portion verticale du sinus latéral est impossible à détacher de l'os et l'adhérence a lieu par tout le pourtour de la face externe. La rugination la plus exacte laisse toujours une portion de dure-mère adhérente à l'os, comme si l'on dédoublait cette enveloppe. En essayant de décoller la paroi, on déchire le sinus, et cela nous semble surtout tenir à la présence de la veine mastoïdienne qui est à peu près constante.

Il résulte de cette différence d'adhérence entre les deux portions du sinus la conséquence suivante : c'est que le point d'élection des ruptures du sinus latéral dans les fractures de la base du crâne devra être au point d'union entre la portion verticale et la portion horizontale. Nous avons du reste relevé ce fait dans deux observations signalées plus loin.

Topographie. — 1° LA PORTION HORIZONTALE répond à la gouttière latérale de l'occipital dans laquelle elle est logée. Elle est creusée dans la tente du cervelet et se trouve en rapport avec la moitié postérieure de la grande circonférence de cet organe.

Au point de vue topographique, elle est située sur une ligne étendue de l'inion à l'astérion, et d'après Dana, elle passerait sous l'angle inférieur et postérieur du pariétal.

Pour Poirier, cette portion répondrait à la ligne courbe occipitale en arrière, à l'astérion et à la suture pariéto-mastoïdienne en avant. Pour le déterminer facilement sur le vivant, il suffit de prolonger en arrière le bord supérieur de l'apophyse zygomatique jusqu'à la protubérance occipitale externe.

D'après Gérard-Marchant, pour avoir le point précis où la portion verticale du sinus latéral se continue avec la portion horizontale, il suffit de prolonger verticalement en haut la pointe de l'apophyse mastoïde. A l'union de rencontre de cette verticale mastoïdienne avec une horizontale zygomatique correspond la portion intermédiaire aux portions horizontale et verticale du sinus.

2° LA PORTION VERTICALE constitue la portion dangereuse dans les opérations si souvent pratiquées au cours des mastoïdites. Le sinus latéral, à ce niveau, est en rapport avec l'apophyse mastoïde et suit la gouttière mastoïdienne qui est oblique de haut en bas et de dehors en dedans, de telle manière que très rapprochée des régions superficielles dans sa partie supérieure, elle s'en éloigne au contraire dans sa partie inférieure. Ce rapport intime avec les cellules mastoïdiennes nous fait comprendre comment la thrombose du sinus latéral peut être fréquente au cours des suppurations de l'oreille moyenne.

Mais avec quelle portion de l'apophyse mastoïde le sinus latéral est-il en rapport, et où devra-t-on trépaner pour éviter sûrement la blessure du conduit veineux ?

Les avis des auteurs sont partagés.

D'après Tillaux (1), le sinus latéral correspond au bord antérieur de l'apophyse mastoïde.

(1 (TILLAUX. *Traité d'anatomie topographique.*

D'après Poirier (1), le sinus correspond au tiers moyen de l'apophyse mastoïde.

D'après L.-R. Le Fort (2), l'axe de la portion verticale semble être de 2 à 3 millim. environ en arrière du milieu de l'apophyse mastoïde.

D'après Ricard (3), enfin, qui a fait une série de coupes verticales et transversales de l'apophyse mastoïde, le sinus latéral répond surtout à la moitié postérieure de l'apophyse. C'est donc, dit-il, la moitié postérieure de l'apophyse qui est la moitié dangereuse.

Broca et Lubet-Barbon (4) donnent une formule générale en disant que *la gouttière du sinus latéral est creusée sur la face interne de la moitié postérieure de l'apophyse.*

Mais il n'en est pas toujours ainsi, et dans certains cas le sinus est situé plus en avant. Dans ces circonstances, exceptionnelles du reste, le danger de la trépanation est d'autant plus grand qu'une telle disposition s'observerait surtout sur les apophyses minces et scléreuses. Ces cas, que les chirurgiens ne peuvent prévoir, sont heureusement rares (Ricard).

Quelle est maintenant la distance qui sépare le canal veineux de la couche superficielle, et quelle est l'épaisseur d'os qu'un instrument peut traverser sans intéresser le sinus? Cela est évidemment éminemment variable, car cela tient à la présence, au nombre, au volume ou à l'absence de cellules et à la hauteur du point que l'on envisage. En effet, tandis que dans la portion supérieure de la mastoïde l'épaisseur d'os est variable et ne dépasse pas 3 ou 4 millim., plus bas, au contraire, à cause de l'obliquité considérable du sinus, elle acquiert jusqu'à 2 ou 3 centim.

(1) POIRIER. *Anatomie médico-chirurgicale.*
(2) L.-R. LE FORT. *Topographie crânio-cérébrale.* Paris et Lille, 1890.
(3) RICARD. *Gazette des Hôpitaux,* 23 février 1889.
(4) BROCA et LUBET-BARBON. *Les suppurations de l'apophyse mastoïde et leur traitement.* Paris, 1895.

C'est donc la moitié supérieure de l'apophyse qui est dangereuse, mais le danger diminue à mesure qu'on s'éloigne de la base pour se rapprocher du sommet (Ricard).

D'où cette déduction que dans la trépanation de la mastoïde il faudra, pour éviter le sinus, opérer sur la moitié antérieure de l'apophyse mastoïde, à la hauteur du conduit auditif et à 15 ou 18 millim. en arrière de ce conduit. Plus exactement, il faudra adopter comme lieu de trépanation *le quadrant antéro-supérieur* d'une apophyse mastoïde divisée en 4 par deux lignes se coupant perpendiculairement, ainsi que l'ont montré Ricard et Politzer.

Poirier a insisté sur un détail intéressant : c'est que la veine mastoïdienne, parfois très grosse, traverse obliquement le tiers moyen de l'apophyse de telle sorte qu'elle peut être ouverte par les premiers coups de gouge donnés sur l'apophyse. La plaie est alors inondée de sang et le chirurgien s'étonne d'avoir rencontré le sinus si superficiellement.

Au niveau du trou déchiré postérieur, une épine osseuse (apophyse intra-jugulaire) sépare le sinus d'avec les nerfs spinal, pneumo-gastrique et glosso-pharyngien.

CHAPITRE II

Étiologie. — Mécanisme.

Les lésions traumatiques des sinus, sans être aussi rares qu'on pourrait le penser tout d'abord, ne sont cependant pas très fréquentes.

Elles s'observent principalement *chez l'adulte* et rarement chez l'enfant. Cela se conçoit, car chez l'enfant, les os sont mous, flexibles, facilement dépressibles ; ils fuient sous le choc et leur jeu est facilité par la présence des fontanelles. Et cependant, hâtons-nous d'ajouter que si chez l'enfant les esquilles sont rares, les disjonctions osseuses sont relativement assez fréquentes.

Parmi les sinus découverts, tous ne sont pas lésés aussi souvent. C'est certainement le sinus longitudinal supérieur qui est le plus fréquemment atteint dans les blessures des sinus, et cela en raison de ses rapports avec la voûte du crâne, les pariétaux étant les os du crâne qui sont le plus souvent fracturés.

L'immunité relative des sinus latéraux est due à la grande épaisseur de l'occipital.

Les blessures des sinus se rencontrent dans deux circonstances bien différentes :

A) Avec une fracture du crâne ;

B) Sans fracture du crâne.

A) AVEC UNE FRACTURE DU CRANE.

On observe alors des *piqûres*, des *déchirures* et des *perforations* des sinus.

Ces lésions peuvent être occasionnées :

1° *Par une chute sur la tête;*

2° *Par un agent vulnérant.*

1° La fracture a été produite par une *chute* dans laquelle la tête a porté sur les marches d'un escalier, ou sur les pavés d'une cour.

Ce sont dans les faits de cet ordre qu'on voit le trait de fracture intéresser directement le sinus; c'est alors une véritable *déchirure* du vaisseau. Nous en avons deux observations, l'une de Gangolphe, l'autre nous est personnelle.

Dans ces cas, ainsi que le font remarquer Gangolphe et Piéry (1), le seul mécanisme qu'on puisse invoquer est la déchirure du sinus par disjonction des fragments osseux. Sous l'influence du traumatisme, il y a écartement des fragments osseux et déchirure des parois du sinus qui, étant inextensible, se déchire au niveau même du trait de fracture.

2° La fracture a été produite par un *agent vulnérant.*

Ce sont des coups de pied de cheval, de sabre, de canne plombée, de marteau, de bêche, de pierre, de crosse de fusil, de sabot, de barre de fer. C'est la chute d'une tuile, d'un moellon sur la tête. C'est encore un éclat d'obus, une balle de revolver ou de fusil; c'est enfin une dent de rateau, un croc en fer, etc., etc.

Dans l'immense majorité des cas, c'est par le mécanisme des *esquilles osseuses* que se fait la lésion du sinus, qui est constituée par une déchirure ou par une perforation. Ces esquilles une fois produites jouent souvent le rôle d'obturateur. Elles s'opposent à l'hémorrhagie tant que leur pointe est encore engagée dans le sinus, et ce n'est que lorsque l'on intervient pour nettoyer la plaie et les enlever, qu'on est surpris par un jet de sang considérable. C'est là un cas relativement très fréquent.

L'agent vulnérant peut aussi produire la *perforation* du sinus, et cette transfixion est rendue possible par la tension qu'offre le sinus jointe à son immobilisation entre deux points extrêmes.

____

(1) GANGOLPHE et PIÉRY. *Revue de Chirurgie*, 10 septembre 1899.

Ainsi, dans un cas rapporté par Gérard-Marchant, la perforation du sinus longitudinal avait été occasionnée par une tige de fer. Ce mécanisme peut avoir aussi pour cause une blessure par arme à feu.

A ces faits nous devons ajouter les cas des blessures des sinus au cours de la *trépanation*.

Aujourd'hui que la trépanation de l'apophyse mastoïde est devenue une opération courante et banale, le nombre des cas dans lesquels le sinus latéral a été ouvert est considérable. Mais l'innocuité de cet accident et la facilité avec laquelle on effectue le tamponnement du vaisseau lésé font que cette blessure n'offre pas un intérêt bien considérable. Plus grave est la lésion du sinus longitudinal supérieur, car les procédés d'hémostase sont ici plus difficiles.

B) Sans fracture du crane.

On observe alors des *ruptures* des sinus qui peuvent se rencontrer :

1° Chez le nouveau-né ;

2° Chez l'adulte.

1° *Chez le nouveau-né*. Elles peuvent avoir lieu, par suite de la compression du crâne d'un enfant dans un bassin étroit par le fait du déplacement des sutures osseuses. En effet, pendant l'accouchement, les os pariétaux chevauchent l'un sur l'autre et se déplacent ainsi sur l'os occipital. De là, tiraillement du sinus longitudinal et rupture soit du sinus lui-même, soit de ses veines affluentes.

Ce fait semble moins fréquent pour le sinus latéral qui est en rapport avec des sutures moins facilement déplaçables.

C'est là un fait très rare, et Bergmann n'en cite que 4 observations pour le sinus longitudinal supérieur (Litzmann Michaelis (1), Weber (2), Olshausen et Hennig), et une du sinus transverse (Weber et Brensky).

(1) Michaelis. *Le bassin rétréci*. Kiehl, 1851.
(2) Weber. *Contribution à l'anatomie pathologique des nouveau-nés*, 1851.

Elles peuvent encore être la conséquence de l'application d'instruments tels que le forceps sur la tête du fœtus au cours du travail, ou encore succéder à la chute de la tête précipitée par terre.

2° *Chez l'adulte.* Elles ont lieu par suite du changement de forme violent et instantané déterminé par un traumatisme, et dans ce cas c'est surtout le sinus latéral qui est intéressé. En effet, ainsi que le fait est prouvé par l'expérience lorsqu'un trauma agit sur la partie supérieure du crâne, celui-ci est bien comprimé de haut en bas, mais, par suite de l'élasticité de la boîte crânienne, il est surtout élargi de droite à gauche de telle manière que les sinus latéraux moins extensibles se tendent et parfois se rompent. Ajoutez à cela que le sinus latéral est moins intimement lié à la paroi osseuse que le sinus longitudinal, lequel est immobilisé par la faux du cerveau.

C'est donc par extension forcée des parois du sinus, que se fait la rupture.

M. Dechaume-Montcharmant (1) a recherché au moyen du manomètre la résistance à la traction des sinus de la dure-mère. Les résultats ont été variables et ne permettent pas de fixer une résistance moyenne des parois des sinus. Ce qui est certain et facile à contrôler c'est que la dure-mère, chez l'enfant au-dessous de 12 ans, résiste beaucoup moins à la traction que la dure-mère d'un adulte.

Bergmann (2) cite deux cas de rupture des sinus sans fracture des os. Ce sont les cas de Volmer (3) et de Beck (4).

Dans le cas de Volmer, il s'agissait d'un jeune garçon de 15 ans qui était tombé en arrière, sur l'occiput, d'une hauteur de dix pieds sur un plancher ferme. Il était resté étourdi et mourait

---

(1) DECHAUME-MONTCHARMANT. Thèse de Lyon, 1898.

(2) BERGMANN. *Die Lehre Von den Kopfverletzungen. Deutsche Chirurgie de Billroth et Lucke*, Lieferung, XXX.

(3) VOLMER. *Preussische Vereinzeitung*, 1846, S. 61.

(4) BECK. *Beck's Schadelverletzungen*, 1877, page 72.

le jour même avec des convulsions. A l'autopsie, on ne trouvait pas de fracture, mais il existait dans le sinus transverse droit, en son milieu, une déchirure de quelques lignes de longueur. Le sang s'était amassé en grande quantité autour du cervelet et de la fosse occipitale inférieure ; il était en partie coagulé, en partie liquide.

Nous-même en citons plus loin 4 cas, l'un de Bobilier (1), l'autre de Flament et Bachelet (2), le troisième de Longmore (3), le dernier rapporté dans la thèse de G. Poirier (4).

Dans l'observation de Bobilier, aucun traumatisme direct n'est rapporté. Il s'agissait d'un soldat, qui étant en état d'ivresse, était devenu tellement furieux qu'on fut obligé de l'attacher à une rampe d'escalier. Cet homme, après avoir fait d'abord de violents efforts pour se débarrasser de ses liens, mourut tout à coup, et à l'autopsie Bobilier trouva un épanchement sous-dure-mérien dû à la rupture du sinus latéral droit, près de son coude.

Dans l'observation de Flament et Bachelet, c'est un cavalier qui, après avoir fait une chute de cheval le matin à 8 heures, mourait à 5 heures du soir, et à l'autopsie duquel on trouvait une rupture du sinus latéral gauche avec épanchement sanguin sous-dure-mérien considérable.

Dans le cas de Longmore, un soldat avait reçu une balle qui avait traversé en séton le cuir chevelu au niveau de la suture lambdoïde sans produire aucune fracture. Cet homme mourut le lendemain, et à l'autopsie on trouva que le sinus longitudinal était rompu juste au-dessous du siège de la lésion superficielle.

Enfin, dans l'observation de la thèse de Poirier, il s'agit d'un enfant de 3 ans qui, tombé du 4ᵉ étage la tête la première sur le pavé, meurt dans le coma quelques heures après son accident.

(1) Bobilier. *Journal universel des sciences médicales*, Paris, 1826.
(2) Flament et Bachelet. *Archives de médecine militaire*, mars 1896.
(3) Longmore. *Lancet,* 1855.
(4) G. Poirier. Th. Paris, 1898.

A l'autopsie, faite par R a y m o n d P e t i t, on ne constate aucune trace de fracture du crâne, mais il existe un épanchement sanguin sous-dure-mérien très abondant provenant d'une rupture assez étendue du sinus latéral droit.

Nous n'insisterons pas sur l'existence de certaines tumeurs sanguines du crâne communiquant avec le sinus longitudinal supérieur. Ce sont des *angiômes épicrâniens* qui, d'origine congénitale, constituent une affection du système circulatoire périphérique et apparaissent sur le territoire des veines émissaires. Il peut y avoir dans ces cas communication de la tumeur avec le sinus, et lorsqu'on intervient chirurgicalement, on peut voir parfois une hémorrhagie redoutable.

CHAPITRE III

Anatomie pathologique.

Lieu de la blessure. — Le sinus longitudinal supérieur peut être intéressé sur tout son trajet. Nous rappellerons seulement ici combien ces blessures diffèrent en gravité, suivant que le traumatisme agit sur la partie antérieure où le sinus est petit, ou bien dans la portion postérieure où le sinus atteint des proportions considérables.

Le sinus latéral peut être blessé *directement* par un agent vulnérant dans sa portion horizontale qui seule est accessible à ce traumatisme. Il peut être aussi intéressé dans sa portion verticale, mais *indirectement* dans les fractures de l'étage moyen de la base du crâne.

Il nous semble qu'il y ait un véritable lieu d'élection pour les ruptures du sinus latéral : c'est au niveau de la jonction de la portion horizontale avec la portion verticale. Et ceci se comprend, car la première est relativement douée d'une certaine mobilité, puisque la dure-mère à ce niveau est facilement décollable, tandis que la seconde est étroitement fixée dans un canal osseux auquel elle adhère intimement par elle-même et par le fait de la présence de la veine mastoïdienne. C'est du reste ce point précis qui est noté comme lieu de rupture, dans plusieurs observations que nous rapportons plus loin.

Nombre de blessures. — Un même sinus peut être blessé plusieurs fois dans son trajet, car les esquilles sont souvent multiples et peuvent, par plusieurs de leurs aspérités, léser un même sinus. C'est ce qui est arrivé, par exemple, dans la belle observation rapportée plus loin où nous servions d'aide à notre cher maître et ami Morestin (1), et dans laquelle le sinus longitudinal était piqué en plusieurs endroits.

Nature de la blessure. — 1° Piqures. — Les sinus peuvent être simplement piqués, et dans l'immense majorité des cas ce sont les esquilles osseuses qui sont les agents de ces lésions. Ces piqûres, qui seraient sans conséquence pour une veine ordinaire, produisent ici des hémorrhagies importantes. En effet, le sinus fixé à l'os ne peut ni s'aplatir, ni fuir devant le traumatisme ; de plus, il est rigide et reste béant : ses parois n'ont aucune tendance à s'accoler pour arrêter l'hémorrhagie. Rappelons aussi que comme nous l'avons déjà indiqué, ces esquilles restent fréquemment implantées dans le sinus et obturent ainsi temporairement l'orifice du vaisseau.

2° Déchirures. — Ces déchirures sont constituées par une perte de substance beaucoup plus considérable (parfois 2 ou 3 millim.), à ce point que dans deux observations il est noté que la pulpe du doigt pouvait être introduite dans la cavité sinusienne. Elles accompagnent le plus souvent les fractures du crâne par chute et se rencontrent surtout au niveau du sinus latéral.

Dans deux observations, dont l'une nous est personnelle, il y avait concomitamment fracture de l'étage postérieur et de l'étage moyen.

3° Perforations. — Ces perforations sont en général occasionnées par un instrument vulnérant qui traverse la boîte crânienne et passe au travers du sinus : ainsi un coup de bêche, une balle de revolver ou bien, comme dans une des observations citées plus loin, un homme s'était, au cours d'une tentative de suicide, enfoncé à coups de marteau une tige de fer dans le crâne. C'est aussi là la nature de la blessure qu'éprouvent les sinus au cours des trépanations.

(1) Morestin. Observation inédite, citée plus loin, p. 89.

4° RUPTURES. — Nous avons vu dans le chapitre précédent leur mécanisme chez le nouveau-né et chez l'adulte.

Évolution de la blessure. — Il était intéressant de savoir ce que devenait la blessure d'un sinus dans les cas simples qui étaient suivis de guérison, et c'est Schellmann (1) qui a surtout étudié cette question.

Le plus souvent, à la suite d'une blessure, il se forme un coagulum qui ferme le sinus. S'il n'y a pas d'infection consécutive, le sinus se trouve simplement obturé, et il y a retentissement sur la circulation des veines affluentes, lesquelles se dilatent.

Cruveilhier avait déjà observé ce fait, et chez un chien sur lequel il avait obturé le sinus longitudinal supérieur sans qu'il se soit produit de symptômes pathologiques notables, il avait trouvé à l'autopsie les veines superficielles gorgées de sang.

D'après Schellmann, cette oblitération du sinus n'aurait aucune fâcheuse conséquence et n'entraînerait aucun trouble du côté du cerveau. Il donne à l'appui de cette opinion une observation personnelle d'après laquelle il aurait fait l'autopsie d'un jeune homme de 18 ans qui, mort de pneumonie, avait, un an auparavant, reçu dans une bagarre un violent coup de bâton sur la tête. Les constatations nécroscopiques permirent de voir que le sinus longitudinal supérieur était soudé dans presque toute sa longueur avec l'os ; la partie antérieure du sinus était complètement oblitérée, en partie, par du tissu conjonctif, en partie par des pointes d'os qui y faisaient saillie par en haut. La partie postérieure du sinus était très rétrécie ; les autres parties du cerveau ne présentaient rien d'anormal. L'auteur ajoute que pendant toute l'année qui s'était écoulée entre l'accident et la mort, le jeune homme avait travaillé aux champs comme à son habitude, et n'avait présenté aucun trouble de ses facultés intellectuelles.

(1) SCHELLMANN. *Ueber traumatische Verletzungen der Gehirnsinus.* Giessen, 1864.

**Des épanchements sanguins consécutifs aux lésions des sinus
de la dure-mère.**

Volume. — Tout d'abord, il se peut parfaitement qu'il y ait
une lésion d'un sinus sans que pour ce fait il se produise fatalement un épanchement sanguin ; en effet, dans certains cas,
l'adhérence du sinus avec la paroi osseuse peut être si forte que
la pression légère avec laquelle le sang coule dans le sinus
ne suffit pas à produire le décollement de la dure-mère avec l'os ;
c'est ainsi que Bergmann, par exemple, a pu constater nécros-
copiquement des blessures du sinus sans que cependant il y ait
eu pendant la vie des symptômes de compression.

Quoi qu'il en soit, d'une manière générale nous pouvons dire
que les épanchements sanguins résultant de la blessure d'un
sinus sont presque toujours considérables.

Cela se comprend aisément, car les sinus, en outre de la
quantité considérable de sang qu'ils contiennent, ont des parois
rigides, de telle sorte qu'ils restent béants à la coupe. Il y a
donc ici, ainsi que le fait remarquer Gérard-Marchant, une
différence capitale entre une hémorrhagie veineuse ordinaire
qui s'arrête le plus souvent d'elle-même par l'affaissement des
parois de la veine et la formation d'un caillot, et une hémorrhagie
sinusienne dans laquelle les lèvres du sinus restent béantes à la
manière d'une artère, favorisant et entraînant ainsi l'hémorrhagie
sans qu'il y ait aucun espoir de cessation spontanée de la perte
de sang. De là, une conclusion importante s'impose : c'est la
nécessité d'une intervention hâtive et précoce lorsqu'on aura
diagnostiqué la blessure d'un sinus. Il y a cependant bien des
variantes dans le volume du sang épanché. Ainsi, pour le sinus
longitudinal supérieur, la lésion de la portion antérieure pourrait
ne produire qu'une hémorrhagie sans grande importance. C'est
ainsi que Lederer (1) rapporte le cas d'une blessure du sinus

(1) Lederer. *Wiener med. Presse*, 1866, n° 47.

longitudinal dans lequel l'hémorrhagie s'est arrêtée par une compression légère. De même Lassus (1) rapporte plusieurs faits dans lesquels l'hémorrhagie du sinus longitudinal s'est arrêtée par une application de charpie sèche ou par un simple pansement. Ce même auteur, coupant transversalement le sinus longitudinal supérieur sur des chiens, voyait en sortir le sang lentement, en petites quantités et comme en bavant. De même encore Haller, ouvrant occasionnellement le sinus longitudinal supérieur sur un chien, voyait le sang en découler sans efforts, sans saut et sans pulsations.

Au contraire, si la lésion du sinus longitudinal supérieur siège dans sa portion postérieure ou près du torcular, l'hémorrhagie pourra être mortelle en peu de temps. C'est ainsi que Rawdon (2) cite le cas d'une fracture du crâne avec lésion du sinus longitudinal supérieur dans laquelle il y eut, au cours de l'intervention, une hémorrhagie abondante suivie de mort. De même, Mandley cite le cas d'une fracture du crâne où, après avoir retiré une rondelle de trépan près de la protubérance occipitale et avoir relevé quelques fragments enfoncés de l'os, il se trouva en présence d'un jet de sang énorme et le malade mourut en quelques instants.

De même encore, Chassaignac (3) vit, au cours d'une trépanation, un jet de sang veineux énorme qui provenait du sinus longitudinal et augmentait par saccades avec les mouvements respiratoires. La ligature en fut tentée, mais en vain, et le malade mourut quelques instants après.

Pour le sinus latéral, si c'est la portion horizontale qui est intéressée, nous aurons le plus souvent un épanchement énorme. C'est ainsi que dans l'observation qui nous est personnelle, l'épanchement était tellement considérable qu'il voilait presque complètement la vue des circonvolutions ; de même dans l'observation

(1) Lassus. *Académie Royale de chirurgie*, 1774, p. 71.
(2) Rawdon. *Lancet*, 22 juillet 1893.
(3) Chassaignac. *Société anatomique*, 1864.

de Flament et Bachelet, dans laquelle il existait un caillot énorme appliqué sur le sinus latéral et un autre caillot considérable recouvrant tout le lobe sphénoïdal.

Si c'est la portion verticale du sinus latéral qui est intéressée, l'épanchement sera beaucoup moins considérable, bridé qu'il sera par l'adhérence du sinus à la paroi osseuse que nous avons déjà signalée dans notre chapitre d'Anatomie.

Ainsi, dans l'observation de Le Fur (1), la rupture du sinus latéral dans sà portion verticale n'avait produit qu'une minime hémorrhagie extra-dure-mérienne.

Siège. — Le siège des épanchements sanguins consécutifs aux lésions des sinus sera variable suivant les causes qui les ont produites.

Supposons, en effet, dans un premier cas un fait très souvent observé où à la suite d'un traumatisme localisé de la voûte il y a enfoncement de la paroi crânienne et blessure du sinus. Qu'arrive-t-il ? L'esquille, détachée de la table interne, vient faire effort sur la dure-mère, la décolle dans une étendue variable et blesse la paroi supérieure du vaisseau. Il est alors bien naturel de penser que l'écoulement sanguin se produira dans toute la zone décollée et sera par conséquent *extra-dure-mérien*. C'est là un fait qui non seulement se rencontre en clinique, mais que l'expérimentation permet de reproduire facilement.

C'est ainsi que, répétant les expériences de Serres, nous avons trépané un chien sur la ligne médiane ; nous avons piqué le sinus longitudinal, puis recollé la rondelle osseuse enlevée. Il s'ensuivait alors un épanchement sanguin entre la dure-mère et l'os. Cette expérience confirme du reste celle de Dechaume-Montcharmant. Pour cet auteur, en effet, le décollement de la dure-mère est *pré-hémorrhagique* et est dû au traumatisme : il ne pourrait jamais être causé par la seule pres-

_____

(1) Le Fur. *Société anatomique,* 1899.

sion du sang faisant irruption hors du vaisseau lésé

La quantité de sang épanché dépend alors évidemment de l'étendue de la zone décollée. Tantôt le caillot reste limité à un versant du sinus, tantôt au contraire il s'épanchera sur les deux versants et prendra alors une forme en *dos d'âne*. Cette disposition, particulière au sinus longitudinal supérieur, s'explique par le fait de l'adhérence intime du sinus à la voûte crânienne.

Dans un autre cas, il y a fracture du crâne et le trait de fracture déchire complètement la dure-mère en intéressant un sinus. Dans ce cas, il pourra bien y avoir aussi décollement de la méninge dure, mais il y aura surtout ouverture de la cavité arachnoïdienne, et le sang ayant devant lui deux voies, prendra celle qui lui permettra un écoulement plus facile. Aussi voyons-nous dans les observations, que, si dans ces cas, l'épanchement se fait en petites quantités en dehors de la dure-mère, il se fera beaucoup davantage en dedans d'elle et sera *intra-dure-mérien*. Car alors, dans ce cas, le sang, obéissant aux lois de la pesanteur et profitant de la cavité arachnoïdienne préformée, vient s'accumuler dans les parties déclives au niveau de la base du crâne. Dans ses expériences sur des chiens, Serres avait plusieurs fois ouvert le sinus longitudinal, et c'est toujours à la base du crâne qu'il avait trouvé la plus grande partie du sang épanché.

De même, lorsqu'il s'agit de véritables perforations, nous avons vu que, sur les coupes, la dure-mère adhérait au crâne et non pas au cerveau. Il est donc rationnel de penser que lorsqu'un sinus aura été intéressé dans tout son diamètre, le sang aura beaucoup plus de tendance à s'épancher sous la dure-mère où il ne rencontre que la minime résistance de la substance cérébrale, qu'en dehors d'elle où il est arrêté et comprimé par le plan osseux.

En résumé, nous pouvons dire qu'au cours des blessures des sinus, il y a coexistence fréquente entre les épanchements extra-dure-mériens et intra-dure-mériens. Mais tandis que les premiers nous semblent plus fréquents, car ils peuvent se rencontrer seuls, au contraire, il ne nous paraît guère possible qu'un épanchement soit uniquement sous-dure-mérien. Il faudrait pour cela que la seule paroi interne du sinus fût intéressée, ce qui peut exister évidemment, mais qui doit être infiniment rare.

Évolution. Marche du sang. — Le sang issu d'un sinus blessé peut :

1° Rester dans le crâne ;

2° S'écouler à l'extérieur ;

3° Se montrer à l'extérieur sous forme de tumeur sanguine.

1° *Dans le crâne.* — Que devient le sang épanché dans la cavité crânienne par le fait de la déchirure d'un sinus ? Il faut ici établir une grande différence entre l'épanchement extra-dure-mérien et l'épanchement sous-dure-mérien.

Dans le premier cas, lorsque le sang est entre la dure-mère et les parois osseuses, il se coagule presque toujours, et les caillots auxquels il donne naissance sont en général adhérents à l'os. Il faut souvent, pour les enlever, non seulement les décoller avec un filet d'eau, mais aussi parfois se servir d'une curette pour les extraire. La forme du caillot diffère suivant les cas, et l'on comprend que l'on puisse le comparer à une brioche, à une galette, à une calotte, à une demi-sphère, etc. Pour Gérard-Marchant, la coagulation de ce sang extra-dure-mérien est due à des conditions d'ordre physique telles que les dépressions et empreintes de la surface osseuse, l'état de dépoli, rugueux de la dure-mère, etc. Le sang se trouvant en contact avec des parties qui, par leurs fonctions, leurs usages et leur structure sont peu propres au travail de résorption, n'a aucune tendance à se résorber et à disparaître. Il reste donc là comme un véritable corps étranger qui comprime l'encéphale.

Dans le second cas, au contraire, quand l'hémorrhagie se fait sous la dure-mère, le sang se répand en nappe dans la cavité arachnoïdienne et se mélange avec le liquide céphalo-rachidien. Il n'a pas de tendance à la coagulation et, suivant les lois de la pesanteur, il va s'accumuler vers les parties déclives de la cavité crânienne. Ainsi que le dit J o i r e (1), lorsque le sang réside dans le cerveau ou occupe la cavité arachnoïdienne, la résorption peut s'opérer, parce que le sang est délayé par un liquide qui se prête très bien lui-même à l'absorption et se trouve en rapport avec des parties au milieu desquelles s'accomplit habituellement un mouvement très actif de composition et de décomposition.

Quoi qu'il en soit, qu'il s'agisse d'un épanchement extra ou intra-dure-mérien, on peut parfois assister à *l'infection* du foyer hémorrhagique, soit que les germes septiques proviennent du moment même de l'accident, soit qu'ils soient introduits au moment de l'intervention, comme cela s'est vu dans quelques observations anciennes.

2° *Écoulement à l'extérieur.* — Si dans l'immense majorité des cas, le sang provenant de la rupture d'un sinus reste dans le crâne et ne se manifeste pas au dehors, quelquefois au contraire il profite des fissures produites par le traumatisme pour s'écouler à l'extérieur. Ainsi pour le sinus longitudinal supérieur il peut se répandre sous le cuir chevelu, le soulever et le décoller dans un large espace, comme on le voit signalé dans plusieurs observations rapportées plus loin.

Ainsi, dans l'une d'elles, il n'y avait, à la suite d'une rupture du sinus longitudinal supérieur, qu'un épanchement sanguin extra-crânien très abondant.

Dans une autre observation il y avait concomitance entre un épanchement intra-crânien et un épanchement sous-cutané du cuir chevelu. Même chose peut arriver s'il s'agit du sinus latéral. Mais de plus dans ce dernier cas, comme il y a souvent fracture du rocher concomitant, le sang peut filtrer au travers des solutions de continuité et venir s'écouler par l'oreille. Ainsi dans l'observation qui nous est personnelle il y avait, en même temps

(1) Joire. Thèse de Lille, 1882.

que fracture du rocher et rupture du sinus latéral droit, détachement d'une petite portion d'os au niveau du tegmen tympani. Comme le malade présentait une otorrhagie très abondante, il est naturel de penser que le sang venu du sinus latéral profitait de la solution de continuité pour tomber dans l'oreille moyenne et de là au dehors. Ce qui tend du reste à le prouver, c'est que le tamponnement du sinus latéral arrêta l'otorrhagie.

3° *Tumeurs sanguines*. — Le sang décollant les plans aponévrotiques vient parfois former un foyer hématique superficiel qui reste en communication permanente avec le sinus soit directement, soit indirectement par l'intermédiaire des veines affluentes. Il en résulte une variété de tumeurs qui a été bien étudiée par Lannelongue (1), qui en rapporte 7 cas, dont 4 avec autopsie. Ce sont ceux de Pott, de Hutin, de Dufour et de Demme. Deux fois Hutin et Pott ont noté la perforation du sinus par un fragment d'os, perforation restée béante, non cicatrisée par conséquent, et faisant communiquer le sinus avec la tumeur sanguine extra-crânienne. Dans ces cas l'hématome était bien en communication avec le sinus, car il existait une circulation véritable et c'est même en raison de ce fait que le sang ne se déposait pas en caillots dans l'étendue de la poche.

Les deux autres exemples sont ceux de Dufour et de Demme. On n'y a pas découvert de lésions de sinus; mais la tumeur communiquait cependant bien avec ce vaisseau par des veines affluentes, car l'hématome était nettement réductible.

En résumé, ces tumeurs sanguines dans lesquelles il existe une circulation véritable en rapport avec un sinus se rapprochent beaucoup des anévrysmes et l'on pourrait, avec Lannelongue, leur appliquer le nom d'*anévrysmes veineux traumatiques*.

(1) Lannelongue. *Congrès de chirurgie*, 1886.

CHAPITRE IV

Symptômes.

Y a-t-il une symptomatologie propre aux lésions des sinus et quelques signes spéciaux permettant de reconnaître cliniquement une semblable lésion ?

A proprement parler, dans l'immense majorité des cas, les troubles observés se confondront avec ceux de tous les épanchements sanguins intra-crâniens en général, que ceux-ci procèdent de l'artère méningée moyenne ou des vaisseaux de la pie-mère ou des sinus de la dure-mère. Mais cependant parfois, il sera parfaitement possible, sinon d'affirmer, du moins d'avoir de fortes présomptions en faveur d'une lésion sinusienne.

Deux cas peuvent se présenter :

I. Au cours d'une intervention chirurgicale sur le crâne ;

II. Après une fracture du crâne.

1° Au cours d'une *trépanation ou d'une intervention sur le crâne* on peut fréquemment avoir à travailler dans le voisinage d'un sinus. Si l'on vient à intéresser la paroi du vaisseau, il sera bien facile d'acquérir la certitude de cette complication. Le sang se précipite, en effet, sous forme de jet continu ou de gerbe plus ou moins volumineuse, de coloration noirâtre, et le champ opératoire se trouve tout à coup inondé par un tourbillon de sang noir qui bouillonne dans la profondeur de la plaie. L'hémorrhagie, dans ce cas, est sinon effrayante, du moins bien troublante.

Ajoutons qu'il y a parfois corrélation entre le mouvement respiratoire et l'expulsion du sang. C'est ainsi que dans une observation due à P u t n a m (1) il y avait ouverture du sinus longitudinal supérieur. Ce chirurgien constata qu'au moment de la toux, son malade crachait littéralement le sang par le sommet de la tête, et le jet de sang s'étendait à quatre pieds de là.

Ici, pas de difficultés à reconnaître la lésion du sinus.

II. *Après une fracture du crâne.*

La symptomatologie devient beaucoup plus obscure et nous devons ici distinguer deux types cliniques bien distincts.

1° Un premier type est celui dans lequel *il n'y a pas d'épanchement sanguin intra-crânien* et par suite pas de signes de compression cérébrale. Il y a un enfoncement du crâne localisé ; des esquilles ont blessé le sinus, mais restées fixées dans la paroi, elles empêchent l'hémorrhagie intra-crânienne. Ce n'est qu'au moment de l'intervention qu'on constate la lésion sinusienne. Ici, peu ou pas de symptômes. Ainsi, le malade observé par notre collègue et ami A u d i o n (2) était venu à l'hôpital à pied, deux heures après son accident ; il était sain d'esprit et répondait parfaitement aux questions qu'on lui posait. Et cependant cet homme avait son sinus longitudinal blessé par des esquilles osseuses.

Les seuls symptômes que l'on peut observer sont des signes de paralysie motrice des membres, paralysie sous la dépendance de la compression localisée dans la zone rolandique. Nous en rapportons plus loin deux belles observations, l'une de M o r e s t i n (3), dont nous avons déjà parlé, dans laquelle il y avait hémiplégie gauche sans perte de connaissance avec lésion du sinus longitudinal par esquilles osseuses ; l'autre de S e i d e l (4), où il y avait une hémiplégie droite sans perte de connaissance, le malade pouvant fournir lui-même des renseignements sur son

(1) Putnam. *Medic. Record,* vol. VXLI, 1894, p. 43.
(2) Audion. Observation inédite, rapportée plus loin.
(3) Morestin. *Loc. cit.*
(4) Seidel. Thèse de Dechaume-Montcharmant, p. 57.

accident : il y avait dans ce cas déchirure du sinus longitudinal supérieur.

Et c'est ainsi que nous ne saurions trop insister sur la nécessité d'explorer minutieusement toutes les plaies de tête, et chaque fois qu'on constatera un enfoncement de la paroi crânienne siégeant au voisinage d'un sinus, il faudra se méfier, et se garder de traiter cette lésion comme une simple plaie du cuir chevelu.

2° Un deuxième type est celui dans lequel *il y a un épanchement sanguin intra-crânien.* Dans ce cas les symptômes par lesquels se manifestent les ruptures du sinus sont en tous points identiques à ceux que l'on observe au cours de la compression cérébrale due à des épanchements sanguins. Ce sont donc les symptômes de la compression cérébrale que nous décrirons. Et cependant il faudra distinguer *des symptômes locaux* et *des symptômes généraux.*

Les *symptômes locaux* seront constitués par les traces du traumatisme éprouvé : tantôt c'est une plaie contuse, ou une bosse sanguine, ou un décollement du cuir chevelu, ou encore plus simplement un empâtement de la région traumatisée avec ou sans teinte ecchymotique des téguments ; tantôt c'est l'orifice d'entrée d'un projectile et d'un agent vulnérant quelconque.

Parmi les *symptômes généraux* il existera quelques différences qui permettront de distinguer une lésion sinusienne. Ainsi la compression cérébrale due à un épanchement sanguin a un caractère bien spécial qui la différencie de la compression cérébrale produite soit par un enfoncement, soit par un corps étranger.

C'est ainsi que, tandis que, dans ce dernier cas, les accidents sont instantanés, au contraire lorsqu'il s'agit d'un épanchement sanguin il faut toujours quelques heures avant que les symptômes n'apparaissent. Cet intervalle entre le moment de l'accident et l'apparition des troubles est variable comme durée. C'est le *freie intervalle* des Allemands. Ce fait est noté dans un grand nombre d'observations comme celles de Flament et Bachelet par exemple, où un cavalier tombé de cheval le matin à 8 heures n'avait ressenti qu'un peu de malaise, mais était resté parfaitement conscient jusqu'à 2 heures et demie. Ce n'est qu'à 3 heures et demie qu'il tombait tout à coup dans le coma et il mourait à 5 heures.

De même dans l'observation de Boinet (citée plus loin), où l'on voit un homme, qui trois jours après être tombé sur la tête dans un escalier, va chercher une sage-femme pour sa femme qui était sur le point d'accoucher, et parcourt un espace de plus de deux lieues avec la même agilité qu'il l'eût fait en bonne santé. Rentré chez lui, il se couche et meurt le lendemain.

Chipault (1), sur 127 cas qu'il a étudiés à ce propos, a noté 67 fois l'existence de *l'intervalle libre*. « Parfois, dit-il, ce symptôme est d'une netteté parfaite. Dans tel cas le blessé va dîner en ville ; dans tel autre où il s'agit d'un médecin, il ramène chez lui le cabriolet d'où il a été renversé, donne sa consultation, va faire une piqûre de morphine et n'est atteint qu'au retour. »

Malheureusement, ce commémoratif bien précieux manque bien souvent et le chirurgien se trouve en présence d'un malade dans le coma qui est dans l'impossibilité de fournir des renseignements précis sur les circonstances qui ont accompagné son accident.

Quoi qu'il en soit, lorsque cet *intervalle libre* existe, il acquiert au point de vue clinique une importance considérable.

Un autre signe fort utile est la perte de connaissance et du sentiment ou *coma*. Ce symptôme, commun à tous les épanchements sanguins intra-crâniens, existe dans presque toutes les

(1) CHIPAULT. *Traité de chirurgie Le Dentu et Delbet.*

observations de rupture des sinus que nous avons dépouillées.

De même la *respiration stertoreuse* qui est caractérisée par une sorte de ronflement au moment de la respiration et qui est due à la paralysie des muscles du voile du palais. Elle existe dans nombre de cas, mais elle n'est cependant pas constante; ainsi, dans l'observation qui nous est personnelle, nous avons noté une respiration lente, profonde, mais ne possédant pas les caractères du stertor. Quoi qu'il en soit, d'après la majorité des auteurs, ce symptôme très important serait presque pathognomonique de la compression cérébrale due à un épanchement sanguin intra-crânien.

L'hémiplégie, lorsqu'elle est accompagnée de stertor, a une grande valeur clinique, mais elle a des variantes dans son étendue. Quand l'épanchement sanguin dont elle est une manifestation, est considérable et exerce son action sur tout un lobe cérébral, l'hémiplégie est totale. Quand, au contraire, l'épanchement est minime, l'hémiplégie peut être partielle et fugace et même ne se limiter qu'à quelques contractures.

C'est ainsi que dans une observation personnelle (1), nous avons pu en quelque sorte dissocier les troubles dépendant d'un épanchement extra-dure-mérien minime, de ceux au contraire qui étaient produits par un épanchement sous-dure-mérien considérable.

Il s'agissait en effet d'un homme de 62 ans qui, étant en état d'ivresse, était tombé de sa hauteur sur les marches d'un escalier. Il présentait, au moment de son entrée à l'hôpital, un écoulement abondant de sang par l'oreille gauche, un hématome considérable dans la région pariéto-occipitale gauche, et enfin une contracture manifeste du bras droit. Il n'y avait à ce moment aucun trouble dans tout le côté gauche, mais le lendemain, la scène clinique avait complètement changé. En effet,

____

(1) GEORGES LUYS. *Bulletin de la Société anatomique*, 4 janvier 1899.

tandis que la motilité était redevenue normale dans le membre du côté droit, au contraire, on constatait du côté gauche une hémiplégie et une hémi-anesthésie manifestes ; en même temps, il existait une respiration stertoreuse des plus nettes. La contracture droite avait donc disparu pour faire place à une hémiplégie totale gauche (du même côté que l'otorrhagie). L'autopsie nous donna la clef des phénomènes observés en nous montrant deux sortes d'épanchements sanguins intra-crâniens. L'un, peu considérable, situé du côté gauche, était extra-dure-mérien ; il était constitué par des caillots très adhérents à l'os et semblait provenir d'une rupture de la méningée moyenne. L'autre, très abondant, situé sur le lobe droit, était sous-dure-mérien. Il distendait la dure-mère qui était violacée, à un tel point qu'il jaillit à flots au moment de l'incision de la méninge. Il semblait provenir d'une lésion d'un vaisseau pie-mérien, au niveau d'un foyer de contusion cérébrale situé sur la partie moyenne du lobe droit du cerveau.

Donc, tandis que le petit hématome extra-dure-mérien gauche avait engendré la contracture passagère du bras droit, au contraire la volumineuse collection sous-dure-mérienne droite avait donné naissance à l'hémiplégie totale du côté gauche.

Le *pouls* offre des particularités spéciales, caractérisées par sa petitesse, sa dépressibilité, son extrême fréquence, ou au contraire son ralentissement qui serait en rapport avec le degré de pression.

Les *troubles oculaires* consistent soit dans l'abolissement du réflexe cornéen, soit dans la dilatation pupillaire siégeant du même côté que l'épanchement, soit enfin dans la congestion conjonctivale. Ils ont été bien décrits par Duret (1). Pour cet auteur, l'attouchement de la cornée est un excellent moyen de

____

(1) Duret. *Études expérimentales et cliniques des traumatismes cérébraux*, Paris, 1878.

mesurer le degré de compression cérébrale à l'aide d'un appareil
sensible, car plus la pression s'élève, moins la cornée réagit. Or,
toutes les fois que l'on constatera de l'anesthésie de la cornée
du côté correspondant à la lésion, on aura un signe d'une grande
valeur de l'épanchement intra-crânien.

La *température* est parfois abaissée, mais bien plus souvent elle
est élevée, et l'on sait que depuis les recherches de Battle (1)
et de J.-F. Guyon (2), l'hyperthermie peut être provoquée, en
l'absence de toute infection, par la contusion basilaire.

Les vomissements, l'incontinence des matières et des urines
ont été souvent observés.

Notons encore que l'agitation continue des membres, la carphologie, peuvent encore être des symptômes fréquents. Ainsi, dans
deux observations personnelles nous avons vu les malades ne pas
rester un instant tranquilles.

L'un de ces malades (3) était atteint d'une rupture du sinus
latéral : il présentait une agitation incessante des quatre membres.
Son observation complète est du reste rapportée plus loin.

L'autre malade (4) était âgé de 47 ans ; il venait de tomber de
sa hauteur au bas d'un escalier et il perdait abondamment du
sang par la bouche, par les narines et par les deux oreilles. Il
était dans le coma, et cependant sa respiration était normale
ainsi que son pouls et sa température. Il présentait une agitation
incessante des quatre membres : tandis que ses membres inférieurs se mouvaient sans rythme particulier, au contraire avec
ses deux mains il tirait d'une façon persistante sur ses organes
génitaux. Ce malade fut trépané par M. Morestin et cette
opération permit de constater qu'il s'agissait d'une rupture de

(1) Battle. *Lancet*, 1890.
(2) J.-F. Guyon. Thèse de Paris, 1894.
(3) Georges Luys. *Bulletin de la Société anatomique*, juin 1898.
(4) Georges Luys. *Bulletin de la Société anatomique*, octobre 1898, fascicule
n° 16, p. 582.

l'artère méningée moyenne avec un énorme épanchement sanguin extra-dure-mérien.

Tels sont les principaux symptômes qui sont communs à tous les épanchements sanguins intra-crâniens, quelle que soit leur origine. On voit que bien que multiples ils sont inconstants, et que chacun d'eux pris isolement n'a que peu de valeur, de telle manière qu'ils ne sont vraiment pathognomoniques que par leur association.

En nous résumant, nous dirons qu'en présence d'une fracture du crâne on devra, pour prendre connaissance de l'existence d'un épanchement sanguin intra-crânien, rechercher avec soin: l'état de la conscience, l'état de la motricité, l'état de la respiration, l'état de la cornée; et que ce seront ces quatre symptômes qui, par leur coexistence, pourront faire porter un diagnostic précis.

CHAPITRE V

Diagnostic.

Le diagnostic devra se faire dans toutes les formes que nous avons indiquées :

1° *Au cours d'un acte opératoire,* le diagnostic de la lésion sinusienne sera en général chose aisée, et nous n'y insisterons pas.

2° *Il y a fracture du crâne sans épanchement sanguin intra-crânien.* C'est ici que nous rappellerons quels soins minutieux il faudra apporter dans l'examen de toutes les blessures de tête et la recherche attentive qu'il faudra faire des fêlures ou des enfoncements du crâne. Si de semblables lésions siègent dans le voisinage d'un sinus, il faudra toujours penser à la blessure possible d'un de ces vaisseaux par des esquilles osseuses.

3° *Il y a fracture du crâne avec épanchement sanguin intra-crânien.* Dans ce cas, comme nous avons dit que les signes par lesquels se manifestaient les ruptures des sinus se confondaient avec ceux des épanchements sanguins intra-crâniens en général, c'est-à-dire avec ceux de la compression cérébrale, la première question du diagnostic sera :

Y a-t-il épanchement sanguin et avec quelles affections ne devons-nous pas confondre celui-ci ?

Ceci posé, nous devons ensuite examiner les signes qui pourront nous indiquer que cet épanchement est dû à une rupture d'un sinus :

L.   4

1° *Y a-t-il épanchement sanguin intra-crânien ?* Nous ne reviendrons pas sur les signes qui permettent le diagnostic positif. Nous avons vu que c'est par la coexistence du coma, du stertor, de l'hémiplégie et des troubles oculo-pupillaires qu'on pourra faire le diagnostic. Nous y ajouterons encore les notions d'antécédents, quand celles-ci peuvent être fournies soit par le malade lui-même, soit par les assistants.

Mais il y a plusieurs affections avec lesquelles on peut confondre les épanchements sanguins intra-crâniens.

Tout d'abord avec la *compression cérébrale due à un enfoncement* de la voûte du crâne. Mais nous avons indiqué qu'il y a souvent là un symptôme capital caractérisé par *l'intervalle libre*. Tandis qu'un enfoncement des parois, un corps étranger, détermine par sa présence des symptômes immédiats et brusques, au contraire l'épanchement sanguin ne se manifeste que quelques heures après, laissant entre le moment de l'accident et le début des troubles un intervalle de parfaite lucidité.

La *contusion cérébrale* peut simuler absolument un épanchement sanguin intra-crânien, et de fait, il est souvent absolument impossible de faire le diagnostic, car dans bien des cas il y a coexistence de ces deux accidents. Ce ne sera guère que par l'absence de stertor, par la distribution définitive d'emblée et parfois un peu éparpillée des accidents observés, enfin, par l'apparition immédiate des troubles, que l'on pourra faire le diagnostic.

La *méningo-encéphalite* sera d'un diagnostic plus aisé, car le début de cette affection est toujours tardif, ne se montrant que quelques jours après l'accident primitif et se caractérisant par une élévation thermique considérable.

On devra encore penser à faire le diagnostic avec *l'apoplexie cérébrale*, car souvent, quand on se trouve en présence d'un malade dans le coma, lorsque les commémoratifs sont absolument ignorés et qu'il n'existe pas de symptômes nets de fracture du crâne, on est parfois fort embarrassé. Ainsi, dans l'observation de Gangolphe (1), dans laquelle il n'existait qu'une légère plaie du cuir chevelu sans solution de continuité de la boîte crânienne et aucun autre signe de fracture du crâne, le diagnostic d'apoplexie par hémorrhagie cérébrale avait été posé. Et cependant, à l'autopsie on trouve une fracture du crâne accompagnée de rupture du sinus latéral et un épanchement sanguin considérable entre la dure-mère et le crâne. Aussi, puisqu'une pareille erreur de diagnostic est des plus préjudiciables au malade, puisqu'elle commande l'abstention, M. Gangolphe donne le précepte suivant :

« En présence d'un malade présentant une symptomatologie rappelant celle de l'hémorrhagie cérébrale et avec la notion d'un traumatisme antérieur d'intensité suffisante pour amener la production d'une fracture, on fera sans hésitation le diagnostic d'épanchement sanguin intra-crânien consécutif au traumatisme et l'on procédera sans perdre un instant au traitement chirurgical. »

Enfin on devra faire le diagnostic avec la *commotion cérébrale*. Cette affection offre bien, dans sa symptomatologie, le coma accompagné de paralysies sphinctériennes et de troubles du pouls et de la respiration. Mais elle se distingue surtout par la marche de la maladie et la rétrocession relativement assez rapide des phénomènes.

Nous avons observé, pendant notre internat chez le professeur Le Dentu, un cas semblable dont voici le résumé :

Il s'agissait d'un homme de 55 ans, cocher de son métier, qui fut renversé du siège de sa voiture sur la chaussée par un camion. Amené presque aussitôt à l'hôpital Necker, ce malade était dans le coma ; il présentait une légère otorrhagie droite et l'on pouvait voir quelques caillots de sang dans sa narine droite. Il présentait des vomissements et de l'incontinence urinaire. Cependant, les membres ne présentaient aucune trace de para-

(1) GANGOLPHE. *Province médicale*, 5 mars 1898.

lysie ni d'anesthésie. Lorsqu'on venait à l'exciter par des pince-
ments, il disait continuellement les mêmes mots : « Mais laissez-
moi donc, voyons. » Mais en dehors de cette phrase, il ne répondait pas autrement. Le pouls, bien frappé, était à 100. La respiration était normale et il n'y avait aucun trouble oculo-pupil-
laire. Pendant la nuit, le malade se met à s'agiter, et dans son
délire fait le tour de son lit à différentes reprises. Le lendemain,
il présente une ecchymose mastoïdienne, mais ne répond aux
questions qu'on lui pose que par la même phrase. Sa température était alors de 37°,8. M. le professeur Le Dentu ins-
titue un traitement constitué par 8 sangsues à la tempe, de la
glace sur la tête ; à l'intérieur, 4 gram. de bromure et un lave-
ment purgatif. Dès le lendemain, le malade reprenait sa conscience, répondait à peu près aux questions, quoique avec encore
un peu de paresse cérébrale. Enfin, 2 ou 3 jours après, il était
complètement rétabli et ne conservait de son accident qu'une
céphalalgie assez intense.

*2° L'épanchement sanguin intra-crânien étant reconnu,
quelle en est la cause ?* Nous avons vu que les épanchements
sanguins intra-crâniens peuvent reconnaître trois origines
principales et venir : 1° des sinus de la dure-mère ; 2° de l'artère méningée moyenne ; 3° des vaisseaux pie-mériens.

Quels sont les signes auxquels nous pouvons reconnaître que
l'épanchement intra-crânien a son origine dans les blessures du
sinus de la dure-mère ?

Tout d'abord dans les *commémoratifs* et dans les circonstances qui ont accompagné l'accident. Ainsi, dans l'observation
de Fournel (1), un malade, dans une tentative de suicide,
s'était enfoncé à coups de maillet un couteau sur le milieu de la
tête : il était alors bien naturel de songer à une lésion du sinus
longitudinal supérieur.

(1) Fournel. *Journal Exp.*, t. I, p. 343.

De même dans l'observation de Putnam, où le blessé avait reçu sur le sommet de la tête un coup de bêche dont la partie tranchante était entrée dans le crâne. Ici, du reste, le diagnostic était des plus aisés, car à chaque effort de toux le malade « crachait le sang par le sommet de la tête, et le jet de sang s'étendait à 4 pieds de là ».

Enfin le diagnostic peut être rendu plus facile encore par une constatation directe, comme dans une observation rapportée par Lassus (1), au cours de laquelle un enfant de 14 ans avait été blessé au sommet de la tête par un croc en fer et présentait une solution de continuité du frontal au travers de laquelle on voyait une plaie du sinus longitudinal que la pointe du crochet avait ouverte.

Un autre élément de diagnostic sera dans l'examen attentif du *siège* de la blessure et de l'os intéressé de la fracture : Une blessure des pariétaux faisant songer surtout à une lésion du sinus longitudinal et une lésion de l'occipital rappelant principalement une blessure du sinus latéral.

Une malade de Rawdon (2) avait eu, dans une chute, la tête embrochée par une pique d'une palissade en fer. L'examen permettait, même avant l'intervention, de diagnostiquer une plaie du sinus longitudinal près du torcular.

De même dans l'observation de Chassaignac (3), dans laquelle le malade, après avoir reçu un coup de pioche sur le crâne, présentait une plaie contuse située à l'union des pariétaux avec le frontal et dans laquelle le doigt pouvait être introduit. Le diagnostic, dans ce cas, était évidemment facile.

Enfin l'observation de Petit (4), dans laquelle un enfant de 10 ans était tombé par la fenêtre d'un deuxième étage, dans une cour pavée. L'examen révélait un empâtement des parties

(1) LASSUS. *Académie de chirurgie*, 1774, 4e observation.
(2) RAWDON. *Lancet*, 22 juillet 1893.
(3) CHASSAIGNAC. *Société anatomique*, 1864.
(4) PETIT. *Société anatomique*, 1865.

molles de l'occipital en même temps que des signes de compression cérébrale. Le diagnostic de blessure du sinus latéral pouvait être posé.

De même encore dans l'observation de Malonay, rapportée par Taylor (1), où un homme de 25 ans avait reçu un coup de marteau à pointe sur le sommet de la tête et présentait un enfoncement médian du crâne.

Ajoutons encore que les symptômes observés peuvent aussi souvent singulièrement aider au diagnostic. C'est ainsi que les troubles de l'équilibre, les vomissements incoercibles indiquant une lésion du cervelet pourront faire penser qu'il s'agit d'une blessure du sinus latéral.

L'épanchement sanguin intra-crânien dû à la rupture d'un sinus se reconnaîtra de celui qui est dû à la *rupture de l'artère méningée moyenne* par les caractères suivants :

1° Par un signe rapporté par Bergmann (2). D'après cet auteur, en effet, les phènomènes de compression par lesquels se manifesteraient les lésions des sinus, sembleraient se produire plus lentement que dans les blessures de l'artère méningée moyenne.

2° Par un ensemble de symptômes plus souvent observés dans les ruptures de la méningée moyenne et qui sont des troubles moteurs, soit hémiplégie, soit monoplégie (comme dans un cas personnel rapporté plus haut) (3), et la dilatation pupillaire située du côté de l'épanchement.

Enfin et surtout, par le siège de la fracture située dans la région pariétale. On peut aussi souvent noter dans les cas de rupture de la méningée une douleur locale et un empâtement régional, ainsi qu'une ecchymose occupant les parties déclives de la région temporo-pariétale et de la région mastoïdienne.

(1) Taylor. *Medical News*, 27 juin 1891.
(2) Bergmann. *Loc. cit.*
(3) Voir page 45.

Pour ce qui est des épanchements sanguins intra-crâniens dus à une lésion d'un vaisseau pie-mérien, il nous semble qu'il n'y a aucun signe permettant d'établir un diagnostic précis. Nous dirons seulement que ces épanchements pie-mériens sont bien plus souvent dus au contre-coup, ont leur maximum en général au pôle opposé à la fracture, et que par suite ce sera seulement la notion de la direction et du siège d'application du traumatisme qui pourra mettre sur la voie du diagnostic.

CHAPITRE VI

Traitement.

De même que dans toutes les hémorrhagies il est de règle absolue d'aller rechercher le vaisseau qui saigne, de le pincer et de le lier, de même il nous semble que les hémorrhagies intra-crâniennes ne doivent pas échapper à cette indication géné-rale ; et lorsqu'il s'agit d'une lésion d'un sinus, il nous paraît formellement indiqué d'aller tarir la source de l'hémorrhagie en s'adressant directement à elle.

D'autant plus qu'il existe dans les épanchements sanguins. intra-crâniens une double indication à intervenir, car s'il. est nécessaire d'empêcher une perte de sang, il est encore bien plus utile de ne pas laisser se produire la compression céré-brale qui se réaliserait par le fait même de la production de l'épanchement sanguin.

Donc, en présence d'une lésion d'un sinus, nous interviendrons et nous interviendrons hâtivement ; car il nous semble que la précocité de l'intervention soit un facteur important dans le bénéfice que peut tirer un malade d'un traitement actif.

En effet, s'il s'agit par exemple d'un enfoncement localisé de la paroi crânienne au voisinage d'un sinus avec ou sans symptôme de paralysie, il est indispensable d'intervenir. Car il est bien démontré que si l'on n'agit pas, le malade est presque fatalement voué soit à des accidents de suppuration intermi-nables, soit à la méningo-encéphalite, soit à la thrombose des sinus.

Aussi la conduite du chirurgien, en présence de semblables lésions, sera-t-elle de nettoyer la plaie, de déterger les caillots sanguins, d'enlever les esquilles osseuses ; et s'il existe une lésion sinusienne, de la traiter suivant une des méthodes que nous indiquons plus loin.

De même aussi s'il s'agit d'une lésion d'un sinus avec épanchement sanguin intra-crânien et signe de compression cérébrale, il nous semble que l'intervention n'en soit pas moins indiquée. Car si l'on ne fait rien, le malade est voué à une mort certaine : autant vaut lui faire risquer les chances d'une intervention qui est rationnellement indiquée. Mais dans ce dernier cas, les symptômes observés sont souvent diffus et l'on se trouve fréquemment dans l'embarras pour savoir où il faut trépaner. Il nous semble que le point de repère le plus important soit dans la recherche de la plaie du cuir chevelu. C'est là qu'a porté le traumatisme ; c'est là qu'est évidemment le maximum des lésions ; c'est là enfin qu'il faut trépaner. C'est du reste l'avis de Gangolphe (1) qui dit : « S'il y a compression cérébrale, il faut trépaner sur la plaie, *au point du traumatisme*, sans se guider sur les localisations cérébrales. »

On appliquera donc à ce niveau une couronne de trépan, on enlèvera les esquilles, on agrandira la plaie osseuse pour bien voir ce que l'on fait ; on enlèvera avec soin les caillots sanguins et l'on traitera la lésion sinusienne suivant les moyens indiqués plus loin.

Comment faut-il intervenir ?

Quelles sont les complications et les accidents qui peuvent survenir au cours d'une intervention ?

Telles sont les deux questions que nous avons à résoudre.

§ 1. — **Technique opératoire.**

De tous les procédés qui ont été préconisés pour l'opération du trépan, il nous semble que le meilleur et celui qui nous

(1) GANGOLPHE. *Loc. cit.*

paraît le plus rapide est celui-ci : après avoir fait raser la tête et soigneusement désinfecter le cuir chevelu, on trace un grand lambeau demi-circulaire, on rabat le grand lambeau cutané ainsi délimité et on applique une ou deux couronnes de trépan. Ceci fait, on réunit les orifices trépanés avec la pince-gouge et on agrandit encore l'orifice suivant les besoins. De cette manière, on voit clairement ce que l'on fait et l'on peut aisément constater les lésions. On se rend compte d'un épanchement extra-dure-mérien, on peut le nettoyer, le déterger et l'enlever. Ou bien, si l'on n'en trouve pas, il est facile d'inciser la dure-mère et d'explorer la cavité arachnoïdienne.

Mais lorsque nous nous trouvons en présence d'une lésion d'un sinus, quels seront les moyens mis à notre disposition pour arrêter l'hémorrhagie ? Ce seront :

1° LA COMPRESSION DIGITALE. — C'est un moyen des plus simples qui a été souvent employé, comme dans l'observation de Reclus (1) où : « il suffit du doigt bien désinfecté d'un aide pour mettre sans peine un terme à l'écoulement sanguin qui venait du sinus longitudinal supérieur ». De même Mandlay (2) qui, au moment de l'enlèvement d'esquilles osseuses volumineuses, se trouva en présence d'un jet de sang considérable, qu'il arrêta avec la compression digitale.

Mais outre que ce moyen ne peut être évidemment que tempo-raire, de plus il ne peut être érigé en méthode, car il est aussi bien souvent inefficace. Si, en effet, la compression digitale peut suffire pour obturer un petit orifice d'un sinus, elle ne parviendra jamais à boucher une large brèche de la paroi sinusienne.

2° LE TAMPONNEMENT. — C'est le moyen qui vient de suite à l'esprit, et de fait, c'est un de ceux qui sont le plus souvent employés. Ainsi, au cours du traitement de mastoïdites, il arrive encore assez souvent que l'on ouvre le sinus latéral : il est de notion courante qu'ici un bon tamponnement à la gaze iodo-

(1) RECLUS. *Société de chirurgie*, 27 juin 1888.
(2) MANDLAY. *Lancet*, 22 juillet 1853.

formée arrête complètement et définitivement l'hémorrhagie
sinusienne. C'est là évidemment un excellent moyen, car dans
ce cas particulier, le sinus latéral est à ce niveau enchâssé
dans une paroi osseuse et de par la résistance de celle-ci la
compression est efficace. Mais il n'en est pas toujours ainsi,
principalement lorsqu'on a affaire au sinus longitudinal supérieur, car dans ce cas on n'a pas de plan osseux résistant, et
lorsqu'on bourre de la gaze iodoformée, c'est la substance cérébrale que l'on déprime. Ajoutons enfin à cela que les battements physiologiques du cerveau tendent à chasser constamment
le tampon, empêchent le contact intime de celui-ci avec le foyer
de l'hémorrhagie, et rendent ainsi la compression absolument
illusoire, de sorte que, non seulement ce tamponnement
est inefficace, puisqu'il n'arrête pas l'hémorrhagie, mais encore
il est néfaste, puisqu'il comprime le cerveau.

Que de fois en effet a-t-on pu observer qu'un pansement
trop strict du cerveau amenait des troubles de compression
caractérisés soit par de l'hémiplégie, soit par des crises
d'épilepsie jacksonnienne, lesquelles disparaissaient par la levée
du pansement.

3° LA FORCI-PRESSURE A DEMEURE. — On emploie ici le
moyen journellement employé en chirurgie, c'est-à-dire de
pincer le vaisseau, qui saigne ; c'est ce qui a été fait par
Senn (1) qui, en présence d'une hémorrhagie du sinus longitudinal supérieur, place deux pinces sur chaque extrémité divisée
du sinus, les maintient en place avec un appareil plâtré comprenant toute la tête et ne les enlève que quatre jours
après.

De même également Malonay (2) qui, en enlevant des
esquilles au niveau d'une dépression crânienne produite par un

(1) SENN. Observation rapportée par PUTNAM. *Medical Record*, volume 46,
1894, p. 43.

(2) MALONAY. Observation rapportée par WILLIAM TAYLOR. *Medical News*,
27 juin 1891.

coup de marteau à pointe, se trouva en présence d'une hémorrhagie abondante du sinus longitudinal supérieur, plaça une
pince sur le sinus, arrêta ainsi l'hémorrhagie et n'enleva la
pince que soixante-douze heures après.

Tout récemment encore, notre cher maître le Dr Mauclaire (1)
se trouvant dans les mêmes conditions, plaça 3 pinces sur la blessure du sinus, en enleva deux quatre jours après et la dernière
six jours après.

C'est évidemment là un excellent procédé qui agit vite, qui
est à la portée de tout le monde, mais qui nous semble avoir
le grave inconvénient de ne pas sûrement mettre à l'abri d'une
hémorrhagie secondaire au moment de l'enlèvement de la pince.

4° LE BOURRAGE AU CATGUT. — C'est ainsi que Lucas-
Championnière (2), ouvrant au cours d'une trépanation le
sinus longitudinal supérieur, arrêta l'hémorrhagie qui s'en-
suivit, en empilant 6 à 7 mètres de catgut près de la paroi du
sinus. C'est du reste un précepte qu'avait donné Lister, se
basant sur ce fait que le sang se répandant entre les mailles
formées par les faisceaux de catgut s'y coagulait presque
instantanément. Le catgut se résorbait complètement dans
la suite.

5° LA LIGATURE. — C'est ainsi que Terrier (3), en présence
d'une hémorrhagie considérable due au sinus longitudinal
supérieur, fit une hémostase parfaite par la ligature à la soie des
deux extrémités réséquées du sinus longitudinal. C'est évidemment là le procédé de choix par excellence, mais qui malheureusement a rarement l'occasion d'être appliqué, car ce n'est que
dans des circonstances exceptionnelles qu'on peut y avoir
recours.

(1) Observation inédite due à l'obligeance de notre excellent collègue et ami
Audion, interne de hôpitaux, observation rapportée plus loin.
(2) LUCAS-CHAMPIONNIÈRE. *Bulletin de la Société de chirurgie*, 27 juin 1888,
observation VI.
(3) TERRIER. *Bulletin de l'Académie de médecine de Paris*, 1891.

6° La ligature latérale. — C'est Schwartz qui, s'inspirant des travaux antérieurs sur les ligatures latérales des veines, préconisa surtout cette méthode pour le sinus latéral (Congrès de chirurgie, 1896). « La suture des sinus est possible, dit-il, malgré la rigidité, malgré la tension des tuniques fibreuses ; elle doit être le moyen de choix quand il s'agit de larges sinus comme le sinus latéral ou la partie postérieure du sinus longitudinal supérieur, dont la perméabilité a une grande importance. Tandis que le tamponnement, le bourrage au catgut peuvent suffire quand il s'agit d'une plaie du sinus latéral pendant une trépanation de la mastoïde, dans un cas comme le nôtre où il n'y a pas de point d'appui pour le tampon, quel qu'il soit, la suture est absolument indiquée, efficace, et a le grand avantage de ne pas oblitérer nécessairement le canal veineux sur lequel elle est placée. »

Ainsi J.-H. Brinton, cité par Nancrède (1), saisit avec des pinces les lèvres d'une plaie du sinus latéral et en fit la ligature avec de la soie fine.

C'est ainsi que Leonte et Bardesco (2), trouvant le sinus longitudinal supérieur déchiré, saisirent les deux bords de la plaie déchirée à l'aide d'une pince hémostatique. Ils traversèrent d'abord la paroi sinusienne avec un fil de catgut en se servant d'une aiguille à fistule ; croisant les deux fils, ils tirèrent sur eux et les fixèrent au bord de la plaie cutanée. Ayant ainsi bien exposé les deux bords de la plaie du sinus, ils en obturèrent complètement l'orifice au moyen d'un surjet fait au catgut.

De même dans l'observation de Mandlay, dont nous avons déjà parlé, où l'hémorrhagie fut arrêtée d'abord par la compression digitale et dans laquelle les bords de la déchirure du sinus furent suturés au catgut. Schwartz (3) agit exactement de

(1) Nancrède. *Encyclopédie de chirurgie*, 1886, t. V, p. 53.
(2) Leonte et Bardesco. *Revue de chirurgie*, 1891, p. 816.
(3) Schwartz. *Médecine moderne*, 24 octobre 1896.

même. Après avoir arrêté temporairement l'hémorrhagie du sinus latéral par un doigt placé sur la solution de continuité, son autre main, armée d'une aiguille de Reverdin, plaça successivement deux points de suture à la soie sur la brèche veineuse.

C'est ce dernier mode de traitement qui nous semble de beaucoup le plus rationnel et le plus efficace. C'est la méthode la plus sûre, car elle met certainement à l'abri d'une hémorrhagie secondaire ; de plus, elle n'est pas nocive, car faite aseptiquement, elle ne peut entraîner aucune complication. — Elle remplit ainsi parfaitement le but qu'elle se propose, puisqu'elle assure l'hémostase parfaite. Enfin elle conserve la perméabilité complète du sinus, et ce fait a une certaine importance pour des canaux sanguins aussi volumineux que le sont les sinus.

C'est donc là la vraie méthode que l'on devra utiliser chaque fois qu'on le pourra.

Et de fait, en procédant méthodiquement, en ayant soin de se donner un jour convenable, il semble qu'elle soit à peu près toujours possible.

§ 2. — Accidents.

Autrefois, la blessure du sinus était considérée comme extrêmement grave et tout malade présentant cet accident semblait voué à la mort.

Telle était l'opinion de Boirel (1), de Bohmius, de Fabrice d'Aquapendente (2), de Platner, de Garengeot, de Cheselden.

Mais déjà en 1774, Lassus (3), réagissant contre cette opinion,

(1) BOIREL. *Traité des plaies de tête*, chap. XXIII, p. 327.
(2) FABRICE d'AQUAPENDENTE. *Des plaies de tête*, chap. XVIII.
(3) LASSUS. *Académie de chirurgie*, 1774.

publiait dans un mémoire 4 observations au cours desquelles les hémorrhagies provenant du sinus longitudinal supérieur furent arrêtées de la façon la plus simple et dans lesquelles les malades guérirent parfaitement.

La divergence d'opinion des auteurs sur ce sujet, nous semble devoir tenir à ce fait essentiel que le pronostic immédiat des lésions sinusiennes diffère absolument suivant le point du Sinus où a porté le traumatisme. C'est ici que nous rappellerons ce que nous disions au début, lorsque nous insistions sur la gravité beaucoup plus considérable des troubles observés, suivant que le Sinus longitudinal est intéressé dans sa portion antérieure ou dans sa portion postérieure.

Parmi les complications qui peuvent entraver la guérison, nous signalerons :

1° La *thrombose des sinus* et la pyohémie qui en est la conséquence ;

2° L'*entrée de l'air dans le sinus ouvert*. Cette grave complication fut observée par Volkmann (1). Ce chirurgien se trouvant en présence d'une tumeur grosse comme le poing d'un adulte située dans l'épaisseur du crâne, vers l'extrémité postérieure de la suture sagittale et adhérente à la dure-mère, isola la tumeur et fit une incision à la dure-mère. Il rompit ensuite les adhérences du néoplasme à la faux du cerveau et se trouva alors aux prises avec une hémorrhagie considérable. Pendant que les assistants se hâtaient d'étancher le sang, l'air pénétra dans le sinus longitudinal en produisant un bruit caractéristique, et la mort survint en quelques instants. A la section du cœur faite sous l'eau, il en sortit des bulles d'air en grand nombre.

Genzmer (2), assistant de Volkmann, entreprit alors une série d'expériences sur les chiens, dans le but d'étudier les phé-

(1) FERRARI. *Archives italiennes de biologie*, 1889.

(2) GENZMER. *Verhandlungen der deutschen Gesellschaft für Chirurgie*, 1877, 11, S. 32.

nomènes de l'aspiration de l'air. Il ouvrait le sinus longitudinal supérieur et laissait saigner la plaie jusqu'à la mort de l'animal qui arrivait au bout de douze à cinquante-trois minutes. Dans quelques-unes de ces expériences, Genzmer vit que lorsque l'hémorrhagie commençait à diminuer, il se faisait une pénétration d'air à travers la plaie du vaisseau. On pouvait parfois provoquer à dessein l'aspiration de l'air en faisant faire à l'animal, d'une manière artificielle, de profondes aspirations. Il concluait que l'aspiration de l'air par les sinus ne s'effectuait que lorsqu'à la suite d'une hémorrhagie ou des profonds mouvements inspiratoires, *la pression dans l'intérieur du sinus devenait négative.*

Bergmann, ensuite, étudia la question et déclara que c'était là une complication exceptionnelle. Il en avait vu cependant un cas. Il s'agissait d'un homme qui avaitreçu une blessure grave à l'occiput. Lors de son transport à l'hôpital, ce malade présentait un écoulement d'un liquide spumeux par la bouche et par le nez, et mourut quatre heures après. Buttner fit l'autopsie et trouva une embolie d'air très étendue dans les vaisseaux.

Il en rapporte un autre cas observé par P. Muller, qui raconte l'histoire d'un enfant chez lequel l'entrée de l'air dans le sinus se fit par une perforation de ce conduit veineux.

Il conclut que dans les conditions normales, la pénétration de l'air dans les sinus ouverts est impossible. Il base son assertion sur les recherches de Crasmer, d'après lesquelles la pression du sang dans l'intérieur des sinus serait toujours positive. Aussi, dit-il, l'entrée de l'air ne peut s'effectuer que lorsque la pression descend au-dessous de zéro, lorsqu'on produit une dyspnée artificielle par suite d'une perte de sang considérable.

Enfin, Senn a confirmé les expériences de Genzmer. D'après cet auteur, en outre de l'hémorrhagie et des profondes inspirations, il est encore une autre cause qui peut favoriser l'entrée de l'air dans les sinus, c'est *le poids de la colonne de sang.* En effet, faisant des expériences sur des chiens et des chevaux, cet auteur vit cet accident se produire lorsqu'il relevait la tête des animaux sur lesquels il avait produit une plaie des sinus.

Voilà donc une complication qui, bien qu'exceptionnelle, est extrêmement dangereuse. Pour prévenir cet accident Volkmann conseillait d'abord de faire en sorte que la pression sanguine ne soit pas trop affaiblie par des pertes de sang, que le malade évite les mouvements inspiratoires trop violents et qu'enfin, au cours de l'opération, la plaie du sinus soit toujours protégée par une couche de liquide qui la sépare de l'air, cette condition étant obtenue en dirigeant sur le champ opératoire un courant continu d'irrigation (1).

(1) GALLEZ. Mémoire couronné par l'Académie royale de médecine belge. Bruxelles, 1893.

OBSERVATIONS

Premier groupe. — **Blessures du sinus latéral.**

Obs. I. — Georges Luys. *Fracture du crâne. Rupture du sinus latéral.*
(*Bulletin de la Société anatomique*, juin 1898.)

Le 29 mai 1898 arrivait, dans le service de M. le professeur Le Dentu, un blessé au nom de Charles Ch..., âgé de 38 ans.

Ce malade était dans le coma. Il était amené par un agent, lequel nous raconte l'accident dont vient d'être victime le blessé. Celui-ci, se trouvant sur l'impériale d'un omnibus, se disposait à descendre, il était encore en haut de l'escalier lorsqu'un cahot de la voiture lui fit perdre pied et le fit tomber à la renverse. Sa tête porta alors sur les marches de l'escalier et il glissa ainsi sur la plate-forme de l'omnibus, chaque marche faisant subir un nouveau traumatisme à la tête.

A son entrée salle Malgaigne, le malade était sans connaissance, sa respiration était régulière, non stertoreuse, mais lente et profonde, son pouls était normal. Il perdait abondamment du sang par l'oreille droite.

Le lendemain, l'otorrhagie n'avait pas cessé. De plus, il existait en même temps une hyperesthésie généralisée et une agitation des quatre membres. C'est en présence de l'abondance de l'hémorrhagie, en dépit de la discordance que venait d'apporter au tableau clinique l'agitation incessante des quatre membres, que l'intervention chirurgicale fut décidée par M. Le Dentu.

La trépanation fut faite par M. le Dr Morestin, chirurgien des hôpitaux. Deux couronnes de trépan furent appliquées sur l'écaille du temporal droit et les orifices agrandis à la pince-gouge. Durant cette opération, on remarque l'existence d'un trait de fracture oblique qui semble raser la base du rocher ; de plus, une esquille osseuse est retirée.

La dure-mère étant incisée et d'abondants caillots de sang étant évacués, un fort tampon de gaze iodoformée est appliqué sur le sinus latéral perforé et l'otorrhagie s'arrête.

Pendant la journée, le malade est un peu plus calme ; il entend quand on l'interpelle et suit des yeux les personnes qui l'approchent. Il n'y a aucune paralysie des muscles de l'œil.

Le 1er juin, le malade succombe.

Autopsie. — L'examen du cadavre montre une ecchymose mastoïdienne droite et une ecchymose oculo-palpébrale double, mais surtout marquée du côté gauche.

La circonférence de la voûte crânienne étant sciée et la partie supérieure de celle-ci étant détachée, on est frappé par l'énorme quantité de sang qui est épanché sur tout l'encéphale et qui voile presque complètement la vue des circonvolutions. L'épanchement sanguin semble être plus considérable du côté droit. Il existe à ce niveau de nombreux caillots qui sont situés tant entre l'os et la dure-mère dans toute la zone décollable, que sous la dure-mère.

L'épanchement est donc extra-dure-mérien, intra-dure-mérien et sous-pie-mérien.

La dure-mère est déchirée au niveau de la fosse cérébrale droite et la déchirure s'étend obliquement jusqu'au niveau de la partie supérieure du sinus latéral droit qui est largement ouvert et béant dans une étendue d'au moins 1 centim. De plus, dans la région pariétale droite il existe, au niveau du trait de fracture que nous décrirons tout à l'heure, un véritable pincement de la dure-mère dans une étendue de 1 centim. et demi. La méninge est là enclavée et fixée par le trait de fracture même.

L'encéphale est entièrement recouvert par un épanchement sanguin qui occupe non seulement toute la face externe des circonvolutions, mais empiète aussi sur la face interne du cerveau, au-dessus du corps calleux Les couches optiques sont saines. Aucun épanchement dans les ventricules latéraux ou dans le quatrième ventricule. Rien dans la capsule interne. Sur le lobe temporal droit existe, au niveau du point qui a subi le traumatisme, une portion de substance cérébrale absolument réduite en bouillie.

Le trait de fracture commence sur la partie latérale du pariétal gauche, à 4 ou 5 centim. de la ligne médiane. Il s'étend obliquement de haut en bas et de gauche à droite, de manière à franchir la ligne médiane et à croiser la face interne du pariétal droit; il se dirige ensuite sur l'écaille du temporal et aboutit au niveau de la base du rocher droit.

Sur le rocher droit existent, outre les taches ecchymotiques multiples siégeant sur la face supérieure du rocher, deux fractures distinctes. L'une est une fracture perpendiculaire à l'axe du rocher et siège près de la pointe de cet os qui est isolée et mobile, dans une étendue d'un 1 centim. environ; l'autre est une fracture parallèle à l'axe du rocher. Elle est constituée par deux traits de fracture se rejoignant par les deux extrémités, en isolant ainsi

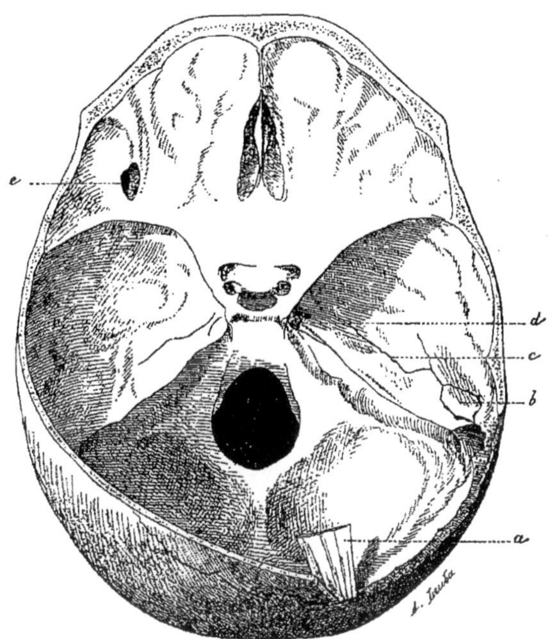

FIG. 1.

a) Fragment de dure-mère pincé dans le trait de fracture du pariétal droit.
b) Lamelle osseuse isolée au niveau du tegmen tympani par un double trait de fracture. C'est sur les parties latérales de cette lamelle osseuse que le sang venu du
  sinus latéral déchiré, filtrait dans l'oreille moyenne et sortait de là par le conduit
  auditif externe.
c) Fracture parallèle du rocher.
d) Fracture perpendiculaire du rocher.
e) Perforation de la bosse orbitaire du frontal gauche. Un stylet introduit dans cet
  orifice pénètre dans l'orbite.

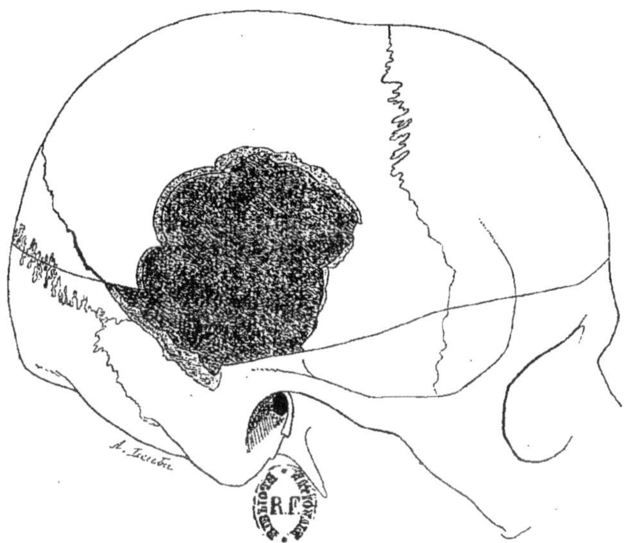

FIG. 2.

On voit sur cette figure le trait de fracture qui descend obliquement sur le temporal. Au centre on se rend compte de la lame osseuse enlevée par la trépanation. Quant au trait mince horizontal, il indique le trait de scie qui a détaché la calotte crânienne.

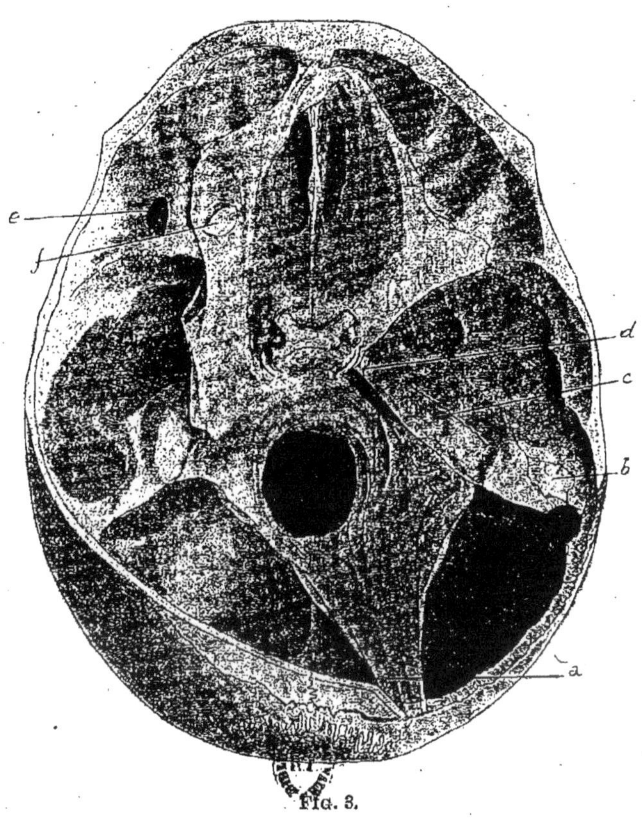

FIG. 3.

a) Fragment de dure-mère pincé dans le trait de fracture du pariétal droit.
b) Lamelle osseuse isolée au niveau du tegmen tympani par un double trait de
    fracture.
c) Fracture parallèle du rocher.
d) Fracture perpendiculaire du rocher.
e) Petite fracture à distance perforant la bosse orbitaire frontale gauche.
f) Petite lamelle osseuse adhérente à la dure-mère qui recouvrait la perforation (*e*).

une lamelle osseuse qui correspond précisément à la voûte de la caisse du tympan. C'est évidemment grâce à cette solution de continuité que le sang du sinus latéral, filtrant sur les côtés de la lamelle osseuse, a pu pénétrer dans l'oreille moyenne et sortir ensuite par le conduit auditif grâce à la perforation de la membrane du tympan.

Il n'existe aucune autre fracture dans l'étage postérieur.

Dans l'étage antérieur, il existe une petite fracture à distance située sur la partie latérale de la bosse orbitaire gauche du frontal. On trouve là une solution de continuité de la dimension d'une lentille par laquelle un stylet introduit pénètre dans la partie supérieure de l'orbite. C'est ce qui explique l'hématome péri-orbitaire. La lamelle osseuse, enlevée à l'emporte-pièce, qui recouvrait cette petite fracture, est adhérente à la dure-mère.

Aucun nerf crânien ne paraît lésé.

Réflexions. — Cette fracture, qui en somme est une fracture prolongée de la voûte à la base du crâne, est intéressante à plus d'un titre. Deux faits doivent surtout y être relevés :

D'une part, le pincement de la dure-mère par le trait de fracture est un fait extrêmement rare et que nous n'avons vu signalé dans aucune observation. Le mode de sa production doit être évidemment lié à l'excès de pression intra-crânienne due à l'épanchement sanguin si abondant.

D'autre part, la fracture à distance que nous avons signalée sur la bosse orbitaire gauche du frontal mérite d'être signalée. Cette fracture, faite comme à l'emporte-pièce, était recouverte par un petit fragment osseux resté adhérent à la dure-mère.

Elle semble devoir être rapportée également à la compression de toute la boîte crânienne par l'épanchement sanguin. Car c'est en effet au niveau du point le plus mince de la paroi que celle-ci a éclaté.

Ensuite, bien qu'il y eût une énorme quantité de sang épanché, il n'y avait, au point de vue clinique, ni ralentissement du pouls, ni respiration stertoreuse.

L'intervention chirurgicale qui a été pratiquée pour arrêter l'otorrhagie, a permis de se rendre compte de l'origine de l'hémorrhagie qui venait du sinus latéral et de tamponner efficacement ce vaisseau rompu.

La disposition des fragments de la fracture du rocher droit nous permet du reste de bien comprendre la voie suivie par le sang du sinus latéral. Le liquide sanguin a filtré sur les côtés de la lamelle osseuse détachée au niveau du segment tympanique et a pénétré de là dans l'oreille moyenne pour s'écouler au dehors par le conduit auditif externe.

Enfin la fracture du rocher est essentiellement classique dans son mécanisme et dans sa disposition : dans son mécanisme, puisqu'elle succède à un

traumatisme exercé sur le temporal, traumatisme affirmé par la bouillie cérébrale du lobe temporal correspondant du cerveau ; dans sa disposition, puisque
les traits de deux fractures observées correspondent bien l'une à la fracture
parallèle, l'autre à la fracture perpendiculaire du rocher.

La pièce a été déposée au musée Dupuytren.

Obs. II. — Schwartz. (*Médecine moderne*, 24 octobre 1896.)

Un homme avait reçu un coup de pied de cheval trois mois avant et présentait immédiatement en arrière et au-dessus de l'oreille gauche une fistule
conduisant sur l'os dénudé. Le blessé a perdu la mémoire; étourdissements,
vertiges et tendance à tomber à gauche. Surdité gauche.

Opération. — Crâne à nu. On constate qu'il y a enfoncement de près
de 1 centimètre d'un fragment mou grand comme une pièce de 5 francs.
Deux couronnes de trépan et pince-gouge. On fait sauter une rondelle. Au
moment de l'enlever, on constate, en la soulevant, qu'elle était adhérente à la
dure-mère juste au niveau du sinus latéral gauche, et malgré toutes les pré-
cautions pour le décoller, le sinus fut déchiré sur une étendue de 1 centim.
environ. Immédiatement, un large jet de sang noir inonde le champ opératoire.
Le doigt placé sur la solution de continuité arrêta l'hémorrhagie, pendant que
de l'autre main armée d'une fine aiguille de Reverdin nous plaçâmes successivement deux points de suture à la soie sur la brèche veineuse. Les fils
serrés, le sang ne coula plus que par deux petites piqûres et fut facilement
arrêté par la compression faite à l'aide d'un petit tampon iodoformé dont l'extrémité fut amenée au-dessous une fois la suture de la peau terminée.

Pansement compressif ouaté. Guérison.

L'examen de la rondelle osseuse montra que sa partie interne adhérente au
sinus était atteinte d'ostéité avec nécrose.

Obs. III. — Flament et Bachelet. *Déchirure du sinus latéral gauche à la suite
d'une chute de cheval n'ayant déterminé aucun accident immédiat (Archives de
médecine militaire,* mars 1896.)

Le camionneur K... était tombé de cheval le matin à 8 heures et n'avait
ressenti qu'un peu de malaise jusqu'à 2 heures et demie. A 3 heures et demie
il perdait connaissance et mourait à 5 heures.

A l'autopsie, épanchement sanguin considérable et en nappe situé sur la
face externe de l'hémisphère cérébral gauche, sous la pie-mère et au niveau

de la scissure de Sylvius. Épanchement sanguin en nappe de 2 centimètres de
diamètre environ au niveau des lobes frontaux gauche et droit ainsi qu'à la
partie du lobe sphénoïdal gauche.

Le cerveau ayant été enlevé, on remarque un caillot volumineux reposant
sur le sinus latéral gauche appliqué contre la paroi osseuse et dont la pointe
est dirigée vers le rocher. Ce caillot, découvert avec le plus grand soin, se
prolongeait dans le sinus qui présentait une déchirure longitudinale mesurant environ 7 à 8 millimètres et située à 5 centimètres en dehors du point où
il devient vertical. Tout le lobe sphénoïdal était occupé par un caillot
énorme.

L'examen le plus minutieux de la voûte et de la base du crâne après l'enlèvement complet de la dure-mère ne nous a fait découvrir aucune fracture,
ni fêlure des os qui nous ont paru être indemnes de toute lésion.

Obs. IV. — Bobillier. *Rupture du sinus latéral droit sans fracture du crâne.*
(*Journal universel des sciences médicales*, Paris, 1826, p. 426.)

D..., soldat au 61ᵉ régiment de ligne, en garnison à Metz, fut mis à la salle
de police le 9 février 1826. Cet individu était ivre, furieux et hors de lui-
même ; il frappait ceux qui étaient enfermés avec lui et brisait tout ce qui
tombait sous ses mains, en sorte qu'on fut obligé de le lier au montant d'une
rampe d'escalier au dehors de la salle de police, au moyen d'une corde passée
autour du corps et des poignets. Cet homme, laissé seul en cette position, hur-
lait et fit d'abord de grands efforts pour se débarrasser, mais quelque temps
après on ne l'entendit plus : on alla pour le voir et on le trouva mourant. Les
extrémités inférieures étaient fléchies sous le poids du tronc et la tête pen-
chée en avant. On m'appela : il ne donnait plus signe de vie ; la face était
pâle et les extrémités déjà froides. Son cadavre fut porté à l'hôpital militaire
et l'ouverture en fut faite trente-quatre heures après sa mort.

Il n'était sorti du sang par aucune ouverture. Nous trouvâmes une petite
portion de l'arachnoïde qui recouvre la partie antérieure de l'hémisphère
gauche, rouge, enflammée ; les vaisseaux de l'intérieur et de l'extérieur du
cerveau très gorgés de sang ; le tissu de cet organe était sain, ferme ; une
grande quantité de sang était épanché dans les fosses moyennes et postérieures
du crâne et dans le canal vertébral. Après quelques recherches, nous n'avons
trouvé aucune lésion externe qu'une rupture de la partie supérieure de la fin
du sinus latéral droit, vers la jonction de l'occipital avec le temporal. On
pouvait, en comprimant la fin du sinus et en pressant plus en arrière sur son
trajet faire sortir le sang par la rupture.

L'épanchement du sang veineux suppose un obstacle dans le retour du sang de la tête.

Si l'on réfléchit que cet individu a fait de grands efforts pour se débarrasser de ses liens, ayant la tête inclinée, que dans cette position il avait un large col renfermant un cuir très dur, dont le bord inférieur devait comprimer les jugulaires, on concevra aisément que la strangulation a pu contribuer à la production de cette apoplexie. D'autre part, le sang était poussé avec force du cœur vers le cerveau par les artères, et son retour était gêné par les veines ; il n'est donc pas étonnant que dans cette position le sinus latéral se soit rupturé vers la fin, près du golfe de la veine jugulaire, là où il est très évasé, et du côté droit qui est plus large que le gauche ; les sinus de la dure-mère n'étant susceptibles ni de dilatation, ni de resserrement, peuvent bien préserver le cerveau d'une compression nuisible qui parviendrait du reflux du sang des parties supérieures, comme dans les cas de gêne momentanée de la respiration ; mais dans le cas de strangulation, le retour du sang du cerveau ne pouvant avoir lieu, leur rupture peut se faire d'autant plus facilement que la dure-mère qui le forme est séparée en 3 feuillets et que celui qui est dehors est si mince qu'il peut se rompre par l'effort du sang. C'est probablement ce qui est arrivé dans le cas qui nous occupe.

Obs. V. — G. Poirier. *Rupture du sinus latéral droit sans fracture. Mort. Autopsie.* (Thèse de Paris, 1898, p. 15.)

François Ad..., âgé de 3 ans, entre à l'hôpital Trousseau le 28 juillet 1895. Cet enfant est tombé du quatrième étage, la tête la première sur le pavé. Il est dans un état comateux ; on constate en outre un léger degré de contracture musculaire.

L'enfant ne présentant aucune plaie extérieure, aucune trace appréciable de fracture du crâne, aucun phénomène de compression localisée de l'encéphale, il n'est pas fait d'intervention.

L'enfant meurt quelques heures après son entrée à l'hôpital sans avoir repris connaissance.

Autopsie (avec pièce préparée par Raymond Petit, interne du service).

A l'incision des téguments du crâne, on ne constate aucune trace de fracture ; la boîte crânienne ouverte, les parois se montrent très résistantes et assez épaisses ; il existe à la partie postérieure, dans les étages moyens et inférieurs et surtout à droite, un épanchement sanguin sous-dure-mérien très abondant.

L'hémorrhagie s'est faite par une rupture assez étendue du sinus latéral droit, près du point de l'insertion de la tente du cervelet.

Sur la face interne du crâne, aucune trace de fracture.

OBS. VI. — RECLUS. *Rupture du sinus latéral. Trépanation. Guérison.* (*Cliniques chirurgicales de la Pitié*, 1894, p. 122.)

A travers des châssis vitrés, un cocher de 31 ans tombe d'un toit sur une enclume ; on nous l'amène sans connaissance et nous constatons derrière l'oreille droite une plaie insignifiante qui recouvre une vaste fracture esquilleuse. Le coma dura quatre jours ; au cinquième commence le délire ; au neuvième apparaissent des contractures généralisées avec prédominance du côté gauche ; la crise ne dure que quelques instants, mais elle se renouvelle deux fois le lendemain, quatre fois le surlendemain, et, le jour suivant, les attaques épileptiformes se succèdent sans interruption. Nous intervenons le douzième jour de la fracture, et après avoir circonscrit un grand lambeau en volet qui sectionne les tissus jusqu'à l'os, nous enlevons 4 esquilles assez étendues pour mesurer, lorsqu'on les remet dans leurs rapports réciproques, un fragment long de 9 centim. et large de 6. Il recouvre un énorme caillot que nous détachons. A ce moment jaillit un flot de sang noir qui inonde le champ opératoire ; le sinus latéral est ouvert. Nous n'avons que le temps de l'oblitérer avant la syncope mortelle, d'abord avec le doigt, puis avec un tampon de tarlatane. Nous lavons la plaie. Nous suturons la peau en laissant un orifice par où passe l'extrémité de notre tampon hémostatique. Dès ce moment, la situation s'améliore ; le malade a bien une crise la nuit suivante et veut se jeter hors de son lit, mais dès le lendemain il reprend sa connaissance qu'il avait perdue depuis la chute. Au quatrième jour, il réclame sa pipe et se lève ; au huitième, nous enlevons le tampon et l'hémostase est parfaite ; au neuvième, les fils de suture sont supprimés et la cicatrice, absolument correcte, est soulevée par les battements encéphaliques.

OBS. VII. — GANGOLPHE. (*Revue de Chirurgie*, septembre, 1899.)

Chute sur le crâne, plaie légère du cuir chevelu. Aucun signe de fracture du crâne. Coma avec stertor. Hémiplégie gauche complète. Contractures des membres du côté droit. Léger disque d'albumine. Hypertrophie peu marquée du cœur, sans bruit de galop. Léger degré d'athérome.

Résumé de l'AUTOPSIE : Fracture de l'occipital avec trait de fracture irradié jusqu'au niveau et en dedans du trou déchiré postérieur droit. Caillot sanguin du poids de 100 gr. dans la fosse cérébrale, siégeant entre la dure-mère et le crâne, et comprimant le cerveau sur toute l'étendue des deux tiers antérieurs du lobe temporal et de la deuxième pariétale. Ouverture du sinus latéral droit au niveau du trait de fracture. Épanchement en nappe, sous-dure-mérien, étendu à toute la surface de l'hémisphère gauche.

OBS. VIII. — M. KIRMISSON. *Fracture du crâne. Hémiplégie progressive. Mort. Hémorrhagie entre la dure-mère et les os. (Revue de Chirurgie, 1885.)*

Un soldat est amené à l'hôpital après une chute de cheval sur la tête, sans symptôme de paralysie. Au bout d'une heure, il présentait une hémiplégie gauche complète. M. Kirmisson constata l'existence d'un enfoncement à droite, mais recouvert d'une cicatrice remontant à 10 ans, sans aucun signe, écoulement d'oreille ou autre, révélant la nature de la lésion actuelle.

Pensant à un épanchement sanguin, il repoussa toute intervention et le malade mourut au bout de douze heures.

A l'autopsie on trouva, entre les os et la dure-mère, un épanchement sanguin de 110 grammes occupant la fosse occipitale et dû à l'ouverture du sinus latéral.

M. Kirmisson s'applaudit de ne pas avoir tenté l'opération, quoique très partisan du trépan en général.

En effet, l'absence de tout trait de fracture appréciable l'aurait égaré loin de l'épanchement, et fût-il tombé dessus par hasard, il ne serait pas moins resté impuissant à en tarir la source. Ce fait confirme donc le précepte classique qui recommande l'abstention dans les cas d'épanchement sanguin intra-crânien.

OBS. IX. — PETIT. *Fracture du crâne avec contusion du cerveau chez un enfant. Déchirure du sinus latéral droit : épanchement sous-dure-mérien occipital du même côté et épanchement intra-arachnoïdien du côté opposé. (Société anatomique, 1865.)*

Enfant de 10 ans, entré à l'hôpital le 29 mai 1865, à la suite d'une chute d'un deuxième étage dans une cour pavée.

Perte de connaissance instantanée.

Pas d'écoulement de sang par le nez, ni les oreilles, ni la bouche.

Derrière l'oreille droite existait une bosse sanguine du volume d'un œuf.

Tout le reste de la journée du 29, agitation et délire. Vomissements incoercibles jusqu'au lendemain matin. Pouls fort, s'élevant à 130 ; respiration lente et profonde.

Pas de miction de toute la journée ; pas de garde-robe, malgré l'administration d'un purgatif.

Le médecin qui lui donna les premiers soins écrit, sans pouvoir l'affirmer, que l'enfant a recouvré sa connaissance le lundi matin.

Les vomissements ont cessé le lendemain matin, mais l'agitation persiste ; le pouls monte à 160 ; les pupilles sont contractées ; les extrémités restent insensibles à l'action des sinapismes.

Dans la nuit du lundi au mardi, agitation excessive alternant avec de l'assoupissement.

Mardi matin, 30 mai, coma profond, pouls fort, régulier, mais moins fréquent (160). Perte complète de connaissance, insensibilité générale. Résolution des membres, chute des deux paupières, contraction des deux pupilles qui sont insensibles à la lumière, respiration lente, profonde, non stertoreuse ; dents serrées.

Constipation toujours opiniâtre.

A une heure de l'après-midi, garde-robe abondante ; enfin, à 3 heures, il succombe dans le coma.

Autopsie. — Épanchement de sang assez abondant dans le tissu cellulaire sous-aponévrotique de toute la région postérieure de la tête.

Le périoste du pariétal droit est décollé dans une étendue de 6 centimètres carrés ; même lésion dans la portion écailleuse du temporal droit. Sous ce périoste décollé existe un caillot sanguin qui recouvre une fracture telle, que l'écartement des fragments laisse en ce point un espace comblé par un caillot qui se continue avec un autre caillot accolé à la face interne du crâne.

Entre la dure-mère et les os occipital et pariétal droits est un caillot large de 4 à 5 centimètres carrés, épais de 4 millimètres.

En ce point il y a enfoncement et dépression des circonvolutions cérébrales.

Les sinus sont gorgés de sang.

Au niveau des circonvolutions sphénoïdales gauches, on constate un épanchement de sang dans le tissu sous-arachnoïdien : le caillot est large de 8 centimètres carrés.

La masse encéphalique est ramollie à sa superficie ; au niveau des points fracturés, il y a une véritable attrition de la substance. L'attrition se remarque aussi à gauche, dans quelques points disséminés.

Des coupes en tous sens font voir dans tout l'hémisphère droit de petits caillots gros comme un grain de millet ; deux ou trois, plus remarquables, ont le volume d'une grosse lentille.

L. 6

Lésions du crâne. — Fracture très étendue, ainsi disposée :

Du milieu de la portion squameuse du temporal partent trois fêlures :

1° La fêlure supérieure s'étend jusqu'à l'apophyse zygomatique, fracturée dans son tiers postérieur ;

2° La fêlure antérieure va en avant, traverse la suture sphéno-temporale, et s'arrête à la suture sphéno-pariétale.

3° La fêlure postérieure, plus considérable, va parallèlement au sinus latéral droit, qui est ouvert et déchiré en ce point. C'est à ce niveau qu'existent les caillots précédemment décrits. Après un trajet de 8 centimètres, la fracture remonte parallèlement à la suture lambdoïde ; à 7 centimètres plus loin, elle se divise en deux branches, une droite et une gauche, mesurant chacune 4 centimètres, et s'étendant jusqu'à la bosse occipitale gauche. Vers son milieu, cette fêlure est traversée perpendiculairement à sa direction par une fêlure qui va de la suture lambdoïde à la partie latérale gauche et inférieure de l'os occipital.

Cette fracture si étendue de la voûte crânienne a donc à peine causé des désordres dans la base du crâne ; on peut donc s'étonner avec raison de ne pas rencontrer de fracture de la base.

Obs. X. — Aran. *Fracture de la base du crâne. Déchirure du sinus latéral gauche près du trou déchiré postérieur. Epanchement sous dure-mérien pariétal ; épanchements intra-arachnoïdiens partiels. (Arch. de médec.,* 1845, t. VI, p. 317.)

Un balayeur, âgé de 41 ans, fit une chute sur la tête, en état d'ivresse, dans un escalier. Quand on le releva, le sang coulait abondamment par l'oreille gauche ; le lendemain et le surlendemain il resta au lit, et pendant ces deux jours, le sang continua à couler par l'oreille gauche. Le troisième jour après l'accident, sa femme étant sur le point d'accoucher, il alla lui-même chercher une sage-femme et fit un trajet d'un peu plus de deux lieues. A son retour, il se plaignit d'un peu de fatigue et de mal de tête. Deux heures après son retour, céphalalgie plus intense, fièvre, somnolence, délire. Dans le point où le choc avait eu lieu, à la partie postérieure, supérieure et externe du pariétal gauche, on constate, après son entrée à l'hôpital, une bosse un peu saillante à base large, d'une circonférence de 5 à 6 pouces, sans lésion du cuir chevelu, et douloureuse à la pression. La jambe et la cuisse du côté droit sont paralysées. La sensibilité y est manifestement diminuée. Le membre inférieur gauche jouissait de toute sa sensibilité et pouvait exécuter tous ses mouvements.

Mort dans le coma au cinquième jour.

A l'AUTOPSIE, disjonction de la partie postérieure et gauche de la suture lambdoïde, laquelle est continuée par une fracture qui affecte le temporal et qui passe à la base de l'apophyse mastoïde. Une autre fracture partage en deux le conduit auditif. Le rocher est fracturé en plusieurs endroits. La cavité glénoïdale est aussi fracturée et le sinus latéral gauche est largement ouvert à l'endroit où il atteint le trou déchiré postérieur.

Épanchement sanguin circonscrit à une étendue de 5 à 6 pouces et situé au-dessous du pariétal gauche, entre l'os et la dure-mère; à la surface convexe de l'hémisphère gauche, on rencontre des épanchements partiels qui lui donnent une couleur lie de vin. Les lobes antérieurs et surtout le gauche sont ecchymosés, contus et ramollis.

Obs. XI. — Hippolyte Larrey. *Fracture de l'apophyse mastoïde et de la portion écailleuse du temporal droit par un coup de feu. Ablation des esquilles et issue du sang épanché entre le crâne et la dure-mère. Ouverture du sinus latéral droit. Épanchement séro-sanguinolent dans les ventricules latéraux, à la surface du cervelet et à l'entrée du canal rachidien.* (Relat. chir. des événements de juillet 1830. *Recueil de mém. de méd. et de pharm. milit.*, t. XXX, 1831.)

P..., artilleur de l'ex-garde, fut renversé le 29 par un coup de feu qui l'atteignit près de l'oreille droite; on le transporta immédiatement au Gros-Caillou. Cette blessure, assez singulière, présentait une plaie d'entrée au niveau de l'apophyse mastoïde, et deux plaies de sortie, l'une à travers l'anthélix, et l'autre, plus en avant, au niveau de l'arcade zygomatique. L'apophyse mastoïde avait été échancrée à sa base et la portion écailleuse du temporal fracassée.

Les symptômes primitifs indiquaient une commotion violente et la compression du cerveau. Aussi Larrey s'empressa-t-il de débrider les plaies et d'extraire quelques esquilles enfoncées dans le crâne : l'une d'elles figurait presque une petite couronne de trépan et l'ouverture qu'elle laissa libre donna issue à un sang épanché, ce qui procura au blessé un soulagement immédiat.

Aucun accident immédiat n'eut lieu : les symptômes de compression avaient sensiblement diminué ; mais il se manifestait cependant une altération notable des facultés intellectuelles ; l'oreille correspondant à la blessure était tout à fait sourde, et lors même que l'on parvenait à se faire entendre du blessé, il ne répondait pas ou répondait d'une manière incohérente, et seulement avec un souvenir confus de ce qu'il avait éprouvé. Tous ses membres étaient en même temps engourdis.

L'amélioration se poursuivit jusqu'au 1er septembre.

P... fit une chute en allant à la selle et ressentit au même instant une commotion si violente dans l'encéphale, qu'il en résulta une véritable apoplexie suivie bientôt de la mort.

A l'AUTOPSIE, épanchement de pus sanguinolent dans le sinus longitudinal supérieur ; rupture des parois membraneuses du sinus latéral droit ; injection des veines cérébrales ; épanchement séro-sanguinolent dans les ventricules latéraux, à la surface du cervelet et à l'entrée du canal rachidien.

OBS. XII. — MORGAGNI. *Fracture et épanchement sanguin de la base du crâne. Rupture des sinus latéraux.* (LIIe Lettre, p. 358.)

Une femme de la campagne se frappe si violemment la tête, en roulant sur un escalier, qu'ayant perdu sur-le-champ la faculté de parler, de sentir et de mouvoir les membres, surtout les inférieurs, elle meurt dans l'espace d'une heure, en rendant du sang par le nez et par une oreille.

A l'AUTOPSIE, la base du crâne, qui contenait beaucoup de sang épanché, était fracturée en travers ; la fracture s'étendait d'un côté à l'autre, devant les os pétreux et à travers la partie postérieure des sinus sphénoïdaux, et de plus, la partie osseuse du méat auditif était rompue avec la membrane du tympan, dans l'oreille qui avait rendu du sang. Les sinus latéraux de la dure-mère étaient également rompus ; et, en outre, le cervelet était légèrement lésé.

OBS. XIII. — CHARLES B. NANCRÈDE. *Fracture comminutive avec enfoncement de l'occipital ; extraction d'une esquille qui obturait une plaie éloignée du sinus latéral. Mort immédiate par hémorrhagie incoercible. (Encyclop. internat. de chirurg.,* t. V, p. 53.)

Je connais un fait où un chirurgien distingué, dans le cours d'une opération pratiquée pour une fracture comminutive avec enfoncement occipital, retira un fragment pointu qui avait été chassé à une certaine distance sous le crâne sain et qui obturait une plaie éloignée du sinus latéral. La mort suivit en quelques minutes par hémorrhagie incoercible.

Obs. XIV. — Nancrède. *Ouverture du sinus latéral droit par une balle de pistolet arrêtée dans la lumière du sinus. (Encyclop. internat. de chir.,* t. V, p. 53.)

La seule plaie du sinus que j'aie observée dans ma pratique siégeait sur le sinus latéral droit; elle avait été produite par une petite balle de pistolet. Je soupçonnai la nature véritable de la blessure en apprenant qu'il y avait eu un écoulement de sang abondant, et d'après le trajet suivi par la balle dans l'apophyse mastoïde. L'hémorrhagie ne se renouvela pas ; on supposa que la balle avait pénétré profondément dans le cerveau et le blessé mourut de pyohémie.

L'*examen nécroscopique* fit voir que le projectile avait juste pénétré dans le sinus, en comblant la perte de substance produite par lui ; celle-ci s'élargit peu à peu par ulcération, au point de permettre à la balle de tomber dans la lumière du sinus, hors duquel elle coula quand on ouvrit le vaisseau.

Obs. XV. — R. Le Fur. *Fracture de l'étage postérieur et de l'étage moyen de la base du crâne ; hémorrhagie extra-dure-mérienne et surtout pie-mérienne. (Bulletins et Mémoires de la Société anatomique de Paris,* avril 1899, t. I.)

Il s'agit d'un malade ayant subi une forte chute sur la face postérieure du crâne. Le coma survint de suite et dura pendant deux jours, jusqu'à la mort.

A l'autopsie, on trouva une fracture intéressante et rare des étages postérieur et moyen du crâne.

La fracture, naissant un peu à gauche de la crête occipitale, ne reste pas limitée à l'étage postérieur et ne se dirige pas vers le trou occipital, comme on le constate d'ordinaire.

Elle envoie bien un trait vers ce trou, en arrière du sinus latéral, mais le trait principal se dirige d'arrière en avant, croise l'angle du sinus latéral, détache la base de l'apophyse pétreuse, en produisant ainsi une fracture oblique du rocher (variété rare), et atteint l'étage moyen qu'elle intéresse toujours d'arrière en avant, après avoir décrit un angle brusque au niveau du bord antérieur du rocher. De cet angle partent d'ailleurs quelques traits de fractures secondaires qui se portent vers les trous de la base du crâne, surtout vers le trou ovale.

Les hémorrhagies constatées à l'autopsie étaient de deux sortes : extra-dure-mériennes et intra-dure-mériennes.

Les épanchements extra-dure-mériens étaient très peu abondants et siégeaient les uns en avant, les autres en arrière de la base du rocher. Les premiers, un peu diffus, étaient dus sans doute à quelques ruptures des branches postérieures de l'artère méningée moyenne. Quant aux seconds, ils étaient dus à ce que le sinus latéral était intéressé par le trait de fracture à l'union de sa portion horizontale et verticale. La paroi fibreuse du sinus latéral n'était pas déchirée, ce qui se produit d'ailleurs ordinairement dans ces cas, de telle sorte qu'il était facile de détacher de l'occipital la dure-mère et la couverture fibreuse du sinus latéral. Seule la paroi osseuse du sinus était fracturée.

Détail intéressant : il ne s'était produit à ce niveau qu'un tout petit épanchement entre la dure-mère et l'os, ce qui prouve que, dans une rupture du sinus, l'hémostase se fait très rapidement, pourvu que la couverture fibreuse du sinus, inextensible, soit indemne ; on sait au contraire quelle hémorrhagie abondante entraîne ordinairement la rupture du sinus latéral, au niveau de sa partie fibreuse.

Le sang s'épanche alors entre la dure-mère et le cerveau et ne trouve pas de plan résistant suffisant pour amener l'hémostase spontanée.

Autre fait curieux : le sang du sinus latéral aurait dû fuser entre les fragments osseux légèrement écartés à ce niveau et produire un hématome sous-périosté du cuir chevelu ; à peine constatait-on un peu de suffusion sanguine sous le périoste, autre preuve que l'hémostase avait dû se faire très rapidement.

Si les épanchements extra-dure-mériens étaient peu abondants, en revanche l'épanchement pie-mérien était très volumineux et recouvrait presque toute la surface du cerveau avec prédominance au niveau des deux lobes frontaux, au point opposé de la fracture par conséquent et de la chute ; ce dernier fait peut s'expliquer soit par l'intensité du cône de soulèvement si on admet la théorie de Buret, soit par le choc direct des lobes frontaux contre l'étage antérieur, si on admet la théorie plus récente de Braquehaye et Chipault. L'épaisseur de cette couche de caillots sanguins, variable par endroits, atteignait en moyenne un centimètre. Il était facile de constater que ces caillots situés sous la pie-mère étaient dus à des ruptures de petits vaisseaux pie-mériens, d'ailleurs très athéromateux ; par endroits seulement la pie-mère était déchirée et les caillots adhéraient alors à la dure-mère.

L'abondance de l'hémorrhagie pie-mérienne s'expliquait par l'athérome très manifeste des vaisseaux de la pie-mère, fréquent d'ailleurs chez les hommes de cet âge (65 ans).

Le coma persistant, sans signes de localisations, qu'avait présenté le malade, était dû à ce volumineux épanchement pie-mérien, bien plus qu'à l'épanchement extra-dure-mérien, insignifiant comme nous l'avons vu.

Obs. XVI. — Genouville. *Fracture du pariétal droit, disjonction de la suture temporo-pariétale, avec plaie du sinus latéral, par coup de pied de cheval.* (*Bulletins de la Société anatomique de Paris*, 1891, t. V.)

Un enfant de 9 ans (Th. Auguste) reçoit un coup de pied de cheval au niveau de l'angle postéro-inférieur du pariétal droit, d'où résulte une fracture compliquée de plaie avec issue de matière cérébrale ; on constate, en outre, un certain degré d'enfoncement à ce niveau. Épistaxis abondante au moment de l'accident, mais point d'otorrhagie.

Quarante-huit heures après, la température étant à 38°,5 et le petit malade étant dans le coma depuis l'accident, on intervient. Une large incision conduit sur le foyer de la fracture, et une énorme esquille, formée par le quart inférieur de l'os pariétal droit, est enlevée, ainsi qu'une autre beaucoup moins volumineuse.

Au moment même où l'esquille était enlevée, un flot de sang noir inonda la plaie ; cette hémorrhagie, qu'on attribua à la blessure du sinus latéral, fut facilement arrêtée par le tamponnement à la gaze iodoformée.

La plaie d'ailleurs était déjà infectée et, six jours après, le malade succombait à la méningo-encéphalite. Pendant ce temps, la partie moyenne de l'hémisphère droit du cerveau s'élimina peu à peu, et progressivement aussi on vit s'installer une paralysie faciale gauche, puis une contracture des membres supérieur et inférieur gauches. Amaigrissement très rapide, mais pas de vomissements, et aucun autre symptôme intéressant.

A l'autopsie, le crâne étant scié circulairement, on constate : 1° la présence d'une troisième esquille osseuse, moins mobile que n'étaient les deux autres (retirées lors de l'intervention) ; 2° l'intégrité absolue du rocher, et du temporal d'ailleurs, dont l'écaille est intacte ; 3° une petite plaie du sinus latéral droit. Cette petite plaie mesure 4 à 5 millim. de long ; parallèle à l'axe du sinus, elle est située sur sa portion horizontale, immédiatement en arrière de l'abouchement du sinus pétreux supérieur, en arrière du coude que présente le sinus latéral à l'union de ses deux parties horizontale et verticale. Le sinus est aplati, au niveau du tampon de gaze iodoformée qui avait assuré l'hémostase ; il est vide de sang, aucune trace de thrombose. En outre, on constate que la substance cérébrale de l'hémisphère droit, surtout à sa partie moyenne, n'est plus qu'une bouillie infiltrée d'un pus séreux.

Cette observation nous a paru intéressante à un double point de vue :

1° Le traumatisme, en même temps qu'il déterminait une fracture linéaire du pariétal, à l'union de son quart inférieur et de ses trois quarts supérieurs, a produit une disjonction à la suture temporo-pariétale ; cette disjonction est un fait rare ; en effet, on lit à l'article « Lésions traumatiques du crâne chez l'enfant », dans le nouveau Traité de chirurgie, tome III, p. 483, par M. Gérard-Marchant, que M. Lannelongue a pu en réunir trois observations, portant l'une sur la suture médio-frontale, l'autre sur la suture sagittale, et enfin la troisième sur les sutures occipito-pariétale gauche et temporo-pariétale droite.

2° Quant à la plaie du sinus latéral, on conçoit facilement le mécanisme qui a dû présider à sa production : par suite de la disposition en biseau de la suture temporo-pariétale, biseau taillé aux dépens de la face externe pour le pariétal, de la face interne pour le temporal, le fragment pariétal a glissé le long de la face interne de l'écaille du temporal, demeurée intacte et fixe.

Le bord inférieur de ce pariétal, tranchant comme un couteau, est venu sectionner le sinus latéral ; mais en même temps, comme la plaie était parallèle à l'axe du vaisseau, le fragment enfoncé par le traumatisme a comprimé le sinus blessé et assuré l'hémostase jusqu'au moment où on a enlevé l'esquille. Ce mécanisme de blessure du sinus latéral est assez rare ; dans la thèse inaugurale de M. G. Marchant (Paris, 1881) et dans les *Bulletins de la Société anatomique*, on n'en trouve guère qu'un cas, et encore c'étaient des esquilles, et non un fragment volumineux, qui avaient sectionné le sinus (observ. 136, année 1884, des *Bulletins de la Société anatomique*). Dans tous les autres cas rapportés, le sinus paraît avoir été déchiré par écartement des fragments, lors de la fracture de cette région, mais non sectionné nettement, comme dans notre cas, par un fragment tranchant.

Obs. XVII (*inédite*). — Morestin. *Fracture du crâne avec enfoncement par coup de bâton. Hémiplégie. Trépanation.*

Mme L..., 51 ans, est entrée le 12 septembre 1898, à 10 heures du matin, salle Lenoir, n° 24. Elle a été blessée la veille dans la nuit. Elle avait reçu, dit-elle, car elle parle fort bien, des coups de manche à balai sur la tête ; à d'autres, elle a dit de bâton ferré, ce qui est plus probable. Un coup surtout a été plus violent que les autres et a déterminé une blessure d'où le sang a jailli abondamment. La blessée n'aurait pas perdu connaissance, mais après s'être sentie faible pendant un laps de temps qu'elle ne peut déterminer, elle aurait constaté que peu à peu son bras et sa jambe gauches devenaient immobiles et flasques. Nous la trouvons pâle et affaiblie, mais souffrant peu de la tête et donnant au commissaire de police des détails sur l'accident, les donnant même avec une telle facilité que ce magistrat fut très surpris d'apprendre qu'il s'agissait d'une blessure grave.

Il existe une plaie du cuir chevelu, plaie de 4 ou 5 centim. allongée, un peu oblique, d'arrière en avant et de gauche à droite, plaie à bords mâchés et contus. Cette plaie laisse s'écouler constamment du sang ; elle est occupée par un caillot qui en voile les parties profondes. Pas de douleur au voisinage par la pression, pas d'écoulement par le nez ou les oreilles, ni d'ecchymose conjonctivale, ni de troubles dans les mouvements des yeux, ni de troubles de la vue.

Les traits ne sont pas déviés; les paupières se ferment facilement et complètement; les commissures sont symétriques quand la malade parle, la langue n'est pas déviée. La malade se plaint de douleurs du côté de la nuque et de la partie antérieure du cou. L'exploration reste négative en ces régions. Le membre supérieur et le membre inférieur gauches sont inertes, flasques, complètement paralysés et la malade ne peut leur imprimer aucun mouvement.

Je pense immédiatement à de la compression cérébrale par du sang épanché, à de l'hémiplégie sous la dépendance du traumatisme, et j'admets qu'il y a sans doute une fracture qui a déterminé la lésion vasculaire et cérébrale. Toutefois je laisse de côté l'exploration directe de la plaie, jugeant d'ores et déjà l'intervention nécessaire et me proposant de la faire comme premier temps de l'opération. Une heure après je taille un grand lambeau par une incision qui utilise la plaie. Peut-être aurait-il mieux valu laisser la plaie au centre du lambeau bien que j'aie eu ici un champ spacieux et très suffisant pour mon opération.

Mais en chirurgie crânienne il est bon de voir un peu à distance autour du point où l'on agit. Je trouve un enfoncement du crâne sur une étendue de 4 centim. dans le sens antéro-postérieur, de 3 dans le sens transversal, cette partie enfoncée présentant un aspect rectangulaire. Des cheveux souillés de sang sont enfoncés en grande quantité entre la plaque enfoncée et les bords de la perte de substance du crâne dont elle a été séparée. Cette plaque enfoncée est elle-même composée de plusieurs fragments entre lesquels filtre le sang.

Je nettoie, ôte les paquets de cheveux, puis soulève avec prudence les fragments et les ôte successivement en commençant par les plus petits. Quelques-uns ne comprennent qu'une des tables de la paroi crânienne. A mesure que j'ôte des fragments, le sang vient plus abondamment et quand je fais sortir le dernier et le plus large, il se produit une formidable hémorrhagie de sang noir. Il est impossible de rien voir et de rien pincer, le sang jaillit de dessous le bord interne de la baie crânienne. J'en conclus qu'il faut tamponner primitivement et agrandir rapidement la perte de substance pour tâcher de s'orienter et de voir. Nous ne devons pas être loin du sinus longitudinal et des lacs veineux qui le flanquent, en étendent la largeur et en font pour ainsi dire partie. Donc, gaze iodoformée, et à la pince-gouge j'agrandis en avant, en bas, en arrière et en dedans. Le sang jaillit considérablement par un double orifice de la dure-mère et par un autre plus en arrière que ce dernier. Il me paraît répondre à des veines sinusiennes. En ces points la membrane est bien mince et bien facile à déchirer.

Les esquilles infléchies bouchaient ces solutions de continuité. C'est ce dont il s'agit manifestement pour l'orifice saignant postérieur. Pour l'antérieur, le sang paraît venir de l'intérieur de la dure-mère. J'ouvre au bistouri cette membrane et tombe dans un foyer considérable de bouillie cérébrale d'où je fais sortir des caillots, des morceaux de cerveau et d'où je vois le sang s'écouler en quantité. Après une légère compression j'inspecte : le sang vient des veines du cerveau ; elles ont été intéressées par le traumatisme au moment où elles deviennent sinusiennes. Des pinces sont appliquées sur elles et la dure-mère est pincée en masse. Le sang est arrêté, il n'y a plus que des suintements peu inquiétants. Je bourre le foyer de bouillie avec de la gaze iodoformée ; chose étrange, il faut la maintenir au contact, car elle est constamment comme chassée par le cerveau. Le pouls a un peu faibli :

piqûre d'éther et injection de sérum. La ligature régulière des veines étant impossible, j'essaie de les lier en passant des anses de catgut dans l'épaisseur de la dure-mère. C'est en vain. Il y a là une telle richesse de circulation sinusienne que chaque point d'aiguille crée de nouvelles pertes de sang. Je juge inutile de prolonger ces dangereuses tentatives, ma malade n'ayant pas beaucoup de sang à perdre. Tout près je sens le gros sinus singulièrement plus gros qu'on ne le croirait quand on ne l'a vu que sur le cadavre. Je me résigne à laisser des pinces à demeure sur la dure-mère : il y en a cinq, trois seulement sont utiles, mais il n'y a pas de temps à perdre et je bourre de gaze. Je réunis la plaie en avant et en arrière et je laisse au milieu un cratère d'où sortent pinces et tourbillons de gaze. Turban.

Pendant l'opération la malade a spontanément remué le bras gauche. Mort à 4 heures du soir.

AUTOPSIE judiciaire par Socquet. Nous avons demandé au médecin légiste les résultats de son autopsie et il nous a dit qu'en dehors du foyer de bouillie cérébrale sur le lobe droit il n'y avait sur le cerveau aucune autre lésion cérébrale à noter.

OBS. XVIII. — MORESTIN. *Fracture du crâne. Disjonction de la suture fronto-pariétale. Rupture probable du sinus longitudinal supérieur.* (Deuxième observation inédite.)

Un homme entrait à l'hôpital, le 20 juillet 1899, après une chute sur la tête, à propos de laquelle on n'a aucun renseignement. Il présentait des vomissements abondants de matières alimentaires et une odeur alcoolique très prononcée. En somme, il semblait être un vulgaire « poivrot » en train de cuver son vin. Il portait à la tête une petite blessure insignifiante à droite de la ligne médiane, mais il n'y avait d'écoulement ni par le nez, ni par les oreilles. Il remuait très bien bras et jambes, se mettait assis, et parlait, quoique inintelligiblement comme un homme ivre.

Vers le soir, la scène change : notre homme ne vomit plus, il s'assoupit et on ne peut le faire ni manger, ni boire.

Le lendemain 21, il est dans le coma, présente une respiration moyenne et stertoreuse et est insensible ou à peu près, et inconscient. Il urine sous lui abondamment. Il a des mouvements carphologiques des mains, un écoulement sanguin par les deux oreilles, une ecchymose mastoïdienne des deux côtés, une ecchymose temporale et palpébrale à gauche. Il n'y a pas de déviation des traits ; du côté des membres on constate de la raideur de la main droite. La température est à 37°,8. Le pouls est régulier et plein.

L'homme étant dans le coma, la trépanation est faite sans chloroforme. C'est à peine s'il pousse un léger grognement au moment de l'incision de la peau. L'incision est faite en travers, verticale, commençant à la mastoïde gauche. Nous pensions, en effet, qu'il y avait une double fracture du rocher ou, plutôt, une fracture des deux rochers. Mais il n'existait aucun signe de localisation. Comme la douleur paraissait beaucoup plus vive à gauche, je me décidai à aller d'abord de ce côté en dirigeant mon incision de manière à pouvoir explorer facilement tout le crâne. C'est en somme le commencement des incisions des autopsies. Puis le périoste est décollé en avant. Du sang noir vient alors du côté de la fosse temporale.

Je constate alors qu'il y a une fracture divisant verticalement l'écaille du temporal. Il y a *disjonction de la suture fronto-pariétale* dans toute son étendue. Une couronne de trépan est appliquée sur le pariétal gauche, la rondelle est retirée, et des coups de pince-gouge enlèvent presque tout le pariétal gauche, une partie de l'écaille et une partie du frontal. Le sang du péricrâne est d'abord évacué. Mais il y a un gros hématome entre le crâne et la dure-mère, hématome énorme de 3 centim. d'épaisseur, s'étendant d'un côté à l'autre du crâne, et paraissant provenir, suivant toute vraisemblance, sinon du sinus longitudinal supérieur, du moins d'une de ses veines afférentes.

Il faut agrandir l'incision cutanée. Il y a également disjonction complète de la suture fronto-pariétale à droite, fracture de l'écaille du temporal, et certainement aussi des fractures de la base. L'hématome est détaché avec précaution à la curette et enlevé.

Il y a une déchirure de la dure-mère à gauche de la ligne médiane, à la hauteur de la suture fronto-pariétale. Par là sortent des caillots et de la bouillie cérébrale. Ouverture de la dure-mère. Avec des éponges on essuie le cerveau qui est couvert de caillots mous, formant un nouvel hématome entre la dure-mère et la surface du lobe frontal. Il n'y a plus d'hémorrhagie actuelle. Une mèche est laissée dans le foyer de bouillie cérébrale, deux autres entre la dure-mère et le péricrâne. Suture de l'incision dure-mérienne. Suture rapide du lambeau avec des crins. Pouls lent. Injection de sérum.

Le malade n'a pas repris connaissance, mais se plaint un peu plus, ce qui paraît d'un favorable augure.

Il avait eu déjà un traumatisme crânien, car il portait dans la région frontale gauche une cicatrice adhérente.

Mort trente-six heures après sans avoir repris connaissance.

Obs. XIX. — Seydel. *Fracture compliquée du crâne. Double déchirure du sinus longitudinal supérieur. Destruction de la substance cérébrale. Guérison. (Munch. med. Woch.*, page 755. Dechaume-Montcharmont, Thèse Lyon, 1898, obs. résumée.)

Il s'agit d'un homme qui avait reçu sur la tête un caisson métallique rempli de mortier. Le blessé ne perdit pas connaissance, continua à donner des renseignements sur son accident, mais présentait une hémiplégie avec anesthésie totale du côté droit.

L'examen direct du crâne montrait une dépression siégeant sur le pariétal gauche, longue de 15 centim., située à environ un doigt de la suture sagittale et parallèle à elle.

Le malade étant anesthésié au chloroforme, la plaie cutanée est agrandie et nettoyée De nombreuses et volumineuses esquilles osseuses sont enlevées, et pendant cette extraction il se produit une hémorrhagie considérable au niveau d'une double déchirure du sinus longitudinal supérieur. Cette hémorrhagie est arrêtée par la compression au moyen de gaze iodoformée. Un pansement antiseptique est ensuite appliqué et le tamponnement iodoformé est maintenu avec un bandage de tête.

Quelques jours après, comme la substance cérébrale faisait hernie, une greffe osseuse fut pratiquée. Des portions de périoste adhérentes au cuir chevelu furent prélevées autour de la plaie sur les parties saines ; le cuir chevelu fut attiré au-dessus de la plaie et suturé au bord opposé.

Les jours suivants, toute trace de paralysie disparut progressivement et sept mois après son accident, le malade était complètement guéri.

Obs. XX. — Bensel. *Fracture comminutive du crâne. Lésion étendue du cerveau. Hémorrhagie du sinus longitudinal supérieur. (New-York med. Journal*, janvier 1892. Dechaume-Montcharmont, Thèse Lyon, 1898, obs. résumée.)

L. L..., âgé de 38 ans, était, le 28 septembre au soir, frappé au front avec un lourd verre de bière. Perte de connaissance passagère. Le malade s'en va au poste.

A son entrée à l'hôpital, il paraît être en pleine connaissance, mais très nerveux et irritable. Son pouls était lent et plein, ses pupilles dilatées, sa peau chaude et sèche, sa respiration normale. Légère épistaxis, mais double hémorrhagie sous-conjonctivale l'empêchant de fermer les paupières.

Une plaie d'environ deux doigts s'étendait transversalement au milieu du front, immédiatement au-dessus des deux sourcils. Il y avait au fond de la plaie une large fracture avec enfoncement.

Le patient refusa l'opération jusqu'au lendemain soir.

Sa température au moment de l'opération était de 101°,2, le pouls était de 78.

Opéré par Bensel, Gwathmey, Berkel, etc. Anesthésie au chloroforme.

La plaie est agrandie pour permettre un examen attentif de la fracture. La portion enfoncée de l'os était complètement détachée de l'os voisin et enfoncée d'un demi-doigt environ, déchirant les méninges sur une large surface. L'enlèvement de cette portion osseuse fut suivi d'une abondante hémorrhagie du sinus longitudinal supérieur. Trop considérable pour être arrêtée par le tamponnement, on pensa à appliquer le principe du levier. Dans ce but, j'employai la portion glissante de la pince à artère de Langenbeck. Je mis une extrémité de cet instrument sous le bout ouvert du sinus longitudinal supérieur, appliqué ainsi contre le bord de la fracture (ouverture dans le crâne). L'autre extrémité de l'instrument, qui était en dehors de la plaie, fut fixée solidement à l'épicrâne par deux sutures : l'hémorrhagie s'arrêta complètement.

Je pansai la plaie avec de la gaze au sublimé, du coton absorbant et un bandage ordinaire.

Quarante-huit heures après, on enleva le pansement. La pince métallique resta en place et s'opposa parfaitement à une nouvelle hémorrhagie.

Obs. XXI. — Fournel. *Plaie du sinus longitudinal supérieur par une tige de fer de 3 pouces et demi de long sur 3 lignes de large. (Journal Exp., t. I, p. 343. Extrait de la thèse de Gérard-Marchant.)*

Résumé. — C'est dans une tentative de suicide que cet individu enfonça le couteau dans son crâne à grands coups de maillet. M. Fournel constata qu'il était placé précisément sur le milieu du sommet de la tête *(sic)* dans une direction parfaitement verticale. Aussitôt après l'extraction, une assez grande quantité de sang s'échappa de la plaie; ce sang était noir, épais; pendant l'expiration il s'échappait par une sorte de reflux et rentrait dans le crâne pendant l'inspiration sous forme de reflux. Sans aucun doute, il était fourni par le sinus longitudinal supérieur : en effet, la position de l'instrument était telle qu'il avait dû le traverser.

Pendant tout le temps de son écoulement que nous favorisions le plus possible, le malade sortit un peu de l'état d'hébétude, demi-torpeur, dans lequel il se trouvait; il nous dit lui-même que l'état de lourdeur cérébrale qui avant l'extraction de l'instrument se trouvait surtout localisé au-dessus de l'œil droit, s'était dès ce moment répandu uniformément et presque subitement dans toute la tête. Le sang du sinus veineux de la dure-mère s'arrêta après avoir fourni deux palettes de sang. Le malade guérit.

Obs. XXII.— W. E. Putnam. *Fracture compliquée du crâne. Ouverture du sinus longitudinal supérieur avec perte de deux onces de matière cérébrale. Guérison.* (*Med. record*, vol. XLVI, 1894, p. 43.)

Suédois âgé de 23 ans. Il luttait avec un autre en se servant d'une bêche. Celle-ci le frappa au sommet de la tête. La partie tranchante entra dans le sinus longitudinal supérieur. De suite, coma. Tuméfaction de grosseur d'un œuf au sommet de la tête. Incision libre diminue la pression du cerveau. Amélioration de respiration et du pouls.

Au moment de la toux, le malade crachait littéralement le sang par le sommet de la tête et le jet de sang s'étendait à 4 pieds de là.

Perte de 2 onces de substance cérébrale.

Fermeture de plaie avec gaze iodoformée. Transporté à Chicago, Senn plaça 2 pinces sur chaque extrémité divisée du sinus longitudinal supérieur, et tenant en place avec un appareil plâtré comprenant toute la tête.

Quatre jours après, on enlève les pinces.

Deux mois après, le malade quitte l'hôpital hémiplégique, mais pouvant marcher.

Obs. XXIII. — Terrier. (*Bulletin Acad. de méd.*, Paris, 1891.)

Chez une femme de 52 ans, atteinte d'épithélioma crânien, Terrier enleva la dure-mère sous-jacente aux os malades. La résection dut comprendre une partie de la faux du cerveau et par suite le sinus longitudinal supérieur. L'hémorrhagie qui en fut la conséquence fut considérable, mais l'hémostase fut rendue parfaite par la ligature à la soie des deux extrémités réséquées du sinus longitudinal supérieur.

La malade guérit complètement.

Obs. XXIV. — Dufour. *Tumeur sanguine suite de traumatisme, communiquant avec le sinus longitudinal supérieur. (Société de biologie,* 1851.)

Cite le cas d'un homme qui reçut à l'âge de 29 ans un coup de crosse de fusil sur la partie latérale droite du front. A la suite de ce traumatisme, le malade se rétablit, mais quand il se penchait la tête inclinée vers le sol, il sentait se former sur le lieu même de sa blessure une grosseur du volume d'une noix, de couleur violacée, qui disparaissait d'elle-même dès qu'il redressait la tête.

Le malade conserva cette infirmité pendant toute sa vie ; il ne souffrait du reste pas. La poche qui se formait aux dépens de la peau fort amincie n'était pas apparente quand le militaire était debout, assis ou couché sur le dos, mais dès qu'il se baissait en avant de manière à incliner le front vers le sol, cette poche apparaissait et acquiérait le volume de la moitié d'un œuf ; elle était livide et semblait formée par un papier de soie qui va laisser exsuder du sang.

Il vécut ainsi jusqu'à 81 ans, époque à laquelle il mourut d'un érysipèle du cou et du thorax compliqué de bronchite.

A l'AUTOPSIE, on constata sur le frontal un amincissement considérable de l'os coïncidant avec une adhérence intime des méninges. Il existe du côté de la dure-mère plusieurs points rougeâtres qui paraissent être des orifices de vaisseaux béants du côté de l'os et vis-à-vis de ces bouches vasculaires de petites solutions de continuité aux dépens des tables de l'os. Si l'on verse de l'eau dans ce petit espace, on la voit filtrer promptement sous le tégument extérieur dont la partie amincie se laisse distendre facilement. L'injection d'eau et l'insufflation d'air par le sinus longitudinal supérieur ont démontré qu'il existait une communication pathologique de ce réservoir sanguin avec les pertuis osseux et avec le tégument extérieur.

Il s'agit ici d'une tumeur sanguine d'origine traumatique n'apparaissant que dans le seul cas d'inclinaison de la tête en avant, et qui disparaissait avec le redressement de la tête ou par la compression directe.

L'autopsie a démontré que le sang venait du sinus longitudinal supérieur et qu'il s'épanchait directement sous le tégument externe à travers un crible osseux.

OBS. XXV. — M. HUTIN. *Plaie du sinus longitudinal supérieur de la dure-mère déterminée par une saillie osseuse ancienne et accidentelle.* (*Rec. de mém. de méd. milit.*, Paris, 1854. T. s. XIV, 232-252.)

Un soldat nommé Krebs, avait, à l'âge de 35 ans, reçu des coups de sabre sur la tête à la bataille d'Iéna. A la suite de ces blessures, on avait retiré de sa tête un certain nombre d'esquilles, mais il s'était bien remis de ces blessures, quoiqu'il resta pendant toute sa vie sujet à de fréquentes céphalalgies. Quarante ans plus tard, à l'âge de 75 ans, après plusieurs séances dans des cabarets, Krebs s'égara hors des barrières et tomba dans une carrière. Deux jours après, le malade, qui était dans le délire, portait fréquemment ses mains vers le sommet du crâne dont les parties molles étaient épaissies et distendues. Pensant avoir affaire à un aliéné, Hutin fit une incision, et au lieu de pus ne tira que du sang. Le sang continuant à couler le jour suivant, il rouvrit la plaie plus largement et constata alors avec un stylet que celui-ci pénétrait dans le crâne et que le sang provenait de l'intérieur du crâne. Il bourra alors avec de la charpie et fit de la compression.

Le malade mourut quelques jours après de complications broncho-pneumoniques.

L'autopsie permit de voir que le sang provenait du sinus longitudinal supérieur.

La plaie du sinus était le résultat d'une piqûre par une esquille qui, tranchante, nullement émoussée et arrondie, était évidemment de formation ancienne. C'est à l'occasion d'un dernier traumatisme provoqué par la chute que la perforation du sinus a été produite par l'esquille en question.

Le sang s'était épanché entre la voûte crânienne et la dure-mère qu'il avait décollée dans une poche oblongue de 3 centim. de diamètre sur 2. Il s'était d'un autre côté répandu au dehors du crâne entre le pariétal droit, la suture ossifiée et le périoste, en formant la collection que Hutin avait ouverte pour un abcès.

Cet épanchement extérieur s'était fait à travers une ouverture existant au pariétal gauche, à 1 centim. et demi en avant et à droite de la pointe osseuse, presque sur les traces de la suture, et provenant. comme celle dont j'ai parlé plus haut, de la non occlusion de la partie des os divisée par le coup de sabre.

En résumé, c'est donc une plaie du sinus longitudinal supérieur par une esquille osseuse de formation ancienne. La plaie s'est produite à l'occasion d'une chute sur le menton, et le sang, d'abord accumulé entre la dure-mère et le crâne, s'est ensuite répandu sous le cuir chevelu en passant par une cicatrice ancienne du pariétal.

Obs. XXVI. — Audion. *Blessure du sinus longitudinal supérieur. Trépanation. Guérison.* (Observation inédite.)

Le 28 février 1899, un malade âgé de 25 ans se présentait à pied à l'hôpital Beaujon. Deux heures auparavant, il venait d'être victime d'un accident au cours duquel il avait reçu une pierre sur la partie postérieure du crâne. Il fut alors examiné par l'interne de garde, M. Bacaloglu, qui reconnut que le cuir

L.   7

chevelu était déchiré sur une longueur de 3 centimètres, un peu à côté de la ligne médiane. Le malade était sain d'esprit, ne saignait pas, et ne présentait aucune réaction ni méningée, ni cérébrale, sauf un peu d'hébétude. L'interne de garde se préparait à nettoyer la plaie puis à la recoudre, lorsqu'il s'aperçut de la présence d'un petit enfoncement grand comme une pièce de 50 centimes. Il appela alors le chirurgien de garde, M. le docteur Mauclaire. Celui-ci enleva alors au trépan une rondelle, et ayant découvert le sinus longitudinal supérieur, il s'aperçut qu'il avait été ouvert et donnait abondamment. Il plaça 3 pinces sur l'incisure du sinus qui n'avait que quelques millimètres et les laissa à demeure. Il n'y avait aucun épanchement entre le crâne et la dure-mère. Les pinces ont été enlevées deux, quatre jours après, et la dernière six jours après. Le malade va actuellement très bien : un peu du suppuration superficielle. Il se promène dans la salle, parle, mange; pas d'hémorrhagie secondaire.

OBS. XXVII. — CHASSAIGNAC. *(Société anatomique.* Paris, 1864.)

Fracture du crâne par enfoncement. Blessure du sinus longitudinal supérieur. — Mort.

Un homme de 26 ans avait reçu un violent coup de pioche sur la partie supérieure du crâne. A la suite de cet accident, il était tombé sans connaissance et restait en cet état pendant quelques heures.

L'examen du crâne permettait de constater, à l'union des pariétaux avec le frontal, une plaie contuse de forme étoilée dont le centre était déprimé. Quatre jours après la plaie est largement débridée et les esquilles sont enlevées. L'une d'elles, en cédant brusquement, laisse apercevoir la paroi supérieure du sinus longitudinal supérieur d'où jaillit un jet de sang veineux augmentant par saccades avec les mouvements respiratoires. En épongeant la plaie, on aperçoit une ouverture du sinus qui donne passage au sang.

La ligature est tentée à plusieurs reprises à l'aide d'une pince, puis de deux tenaculums traversant en sens contraire la paroi du sinus, des fils sont passés au-dessous. Mais malgré une forte constriction, ils cèdent aussitôt que les tenaculums sont enlevés.

Des rondelles d'amadou sont appliquées sur la plaie et maintenues avec les doigts. L'hémorrhagie s'arrête, mais l'état du malade est devenu subitement très alarmant et celui-ci meurt après quelques instants.

A l'AUTOPSIE, on trouve une perforation de la paroi supérieure du sinus longitudinal supérieur et quelques noyaux superficiels de contusion cérébrale sur l'hémisphère droit.

Obs. XXVIII. — Chassaignac. *(Société anatomique*, 1841, p. 74.)

Dans une rixe, un homme avait reçu deux coups d'un très fort balancier de machine à vapeur, l'un sur la poitrine, l'autre sur l'occiput. Cet homme vécut six jours après, pendant lesquels il présenta un délire intense avec loquacité, mais sans paralysie ni symptômes de compression.

A l'autopsie, on trouva une fracture du crâne au niveau de la suture lambdoïde, avec épanchement sanguin considérable entre la face interne du crâne et la dure-mère. Il semble qu'il y ait eu sur le Pressoir d'Hérophile une petite perforation qui communiquait avec le foyer sanguin.

Obs. XXIX. — Chassaignac. *Des plaies de la tête*, p. 78.

Un paysan reçut sur la tête un coup de sabot si violent que la pointe pénétra dans le cerveau. Immédiatement après, le malade présenta un tremblement généralisé, de la diminution de la mémoire, et de l'affaiblissement des mouvements du côté gauche. Bientôt même, au bout de quatre jours, ces mouvements furent supprimés, bien que la sensibilité persistât. Le facies devint vultueux, puis le délire survint, la respiration s'embarrassa, et enfin le malade mourut le 7ᵉ jour.

A l'autopsie, on trouva une plaie pénétrante du sinus longitudinal supérieur, laquelle s'étendait jusqu'au ventricule gauche ; celui-ci renfermait une grande quantité de sérum et de sang coagulé.

Obs. XXX. — R. Cestan. *Fracture longitudinale de la voûte crânienne avec déchirure du sinus longitudinal supérieur. (Société anatomique*, Paris, 1896.)

S..., homme, âgé de 64 ans.

Le 2 mai, au sortir d'une réunion publique, le malade tombe ; relevé sans connaissance il est admis en médecine dans le service du Dʳ Thibierge.

Le dimanche matin, 3 mai, nous trouvons un homme dans le coma avec respiration stertoreuse, sans odeur spéciale d'haleine. Pas de paralysie faciale ; pas de déviation de la bouche.

Mydriase prononcée, sans déviation des yeux.

Pas d'hémiplégie, mais réflexes très exagérés et tendance à la contracture.

Rétention d'urine ; ni sucre, ni albumine.

Température rectale, 36°,7.

Par d'ecchymose, pas d'écoulement sanguin.

En raison des commémoratifs et de l'âge du malade, on croit à une hémorrhagie cérébrale avec inondation ventriculaire. Le malade meurt dans la soirée ; la contracture avait disparu.

Autopsie. — Dès l'incision du cuir chevelu, nous constatons dans la région occipitale un épanchement sanguin considérable qui ne dépasse pas en avant la transversale interauriculaire et qui a son maximum au niveau de la protubérance occipitale.

Le cuir chevelu rabattu, on voit un trait de fracture antéro-postérieur qui commence à 2 centim. en avant du lambda, un peu à gauche de la scissure interpariétale ; ce trait, qui part ainsi du trou pariétal, se dirige en avant parallèlement à cette scissure et aboutit à l'arcade orbitaire gauche où il se termine.

D'un trait de scie, nous détachons la calotte crânienne et, avant de l'enlever, sectionnons le cerveau en introduisant le couteau dans le trait de section. Ainsi nous obtenons deux parties, une fixée à la base, une autre fixée à la calotte ; par ce procédé les rapports ne sont pas modifiés et la dure-mère n'a pas été maltraitée.

Examinant la base, nous voyons aussitôt un énorme épanchement sanguin bilatéral, situé à la partie antérieure et ayant foulé le cerveau en arrière. Mais cet épanchement est beaucoup plus prononcé à gauche. Il y a là un gros caillot de 4 centim. d'épaisseur, noirâtre, très ferme qui moule, à la façon du plâtre, d'une manière parfaite, le cerveau en pénétrant dans ses scissures. Le caillot est moins épais à droite, mais ces deux épanchements se réunissent en passant sous la tente du cerveau. Vers le lobe occipital, ils sont bien moins épais.

Nous détachons la tente du cervelet ; tout autour de cet organe, on voit une sérosité sanguinolente que l'on retrouve aussi dans la cavité rachidienne, mais pas de caillot organisé.

La dure-mère est enlevée : pas de fracture de l'étage postérieur. On voit seulement comme lésion de la base, dans la région orbitaire gauche, une fêlure qui est la terminaison antérieure de la fracture de la voûte et qui mesure environ 2 centim. et demi.

Nous examinons alors la calotte. Après avoir détaché le cerveau, nous pratiquons une série de coupes de Pitres : pas d'épanchement ventriculaire, pas d'hémorrhagie intra-cérébrale. Simplement un peu de ramollissement des lobes frontaux comprimés par le caillot.

Mais nous retrouvons sur la face endocrânienne de la calotte le trait de fracture longitudinal. La dure-mère est divisée par ce trait ; pas d'épanchement extra-dure-mérien. Le trait part du trou pariétal ; à ce niveau on fait sourdre du sang en pressant sur le sinus longitudinal supérieur, preuve manifeste de la déchirure de la veine de Santorini à son arrivée dans le sinus. Le sinus est intact dans tout le reste de son trajet.

A notre avis, le malade est tombé sur la nuque, à preuve son ecchymose occipitale. Cette chute n'est pas due à une hémorrhagie ; elle a occasionné une fracture indirecte qui a ouvert le sinus longitudinal supérieur. Il s'est fait un épanchement sous-dure-mérien d'abord du côté gauche, puis du côté droit. Consécutivement le malade a été en état de choc, ensuite en contracture double, enfin est mort avec une double hémiplégie.

RÉFLEXIONS. — Cette observation nous semble présenter des détails intéressants :

1º *Cliniquement*, il était très facile de porter le diagnostic de fracture. La dilatation pupillaire et l'hypothermie auraient pu permettre de reconnaître l'état de choc. La tendance à la contracture nous avait autorisé à porter ce diagnostic de compression cérébrale. Mais l'âge du malade, l'absence d'une chute violente, l'absence de contusion et d'écoulement sanguin nous ont fait croire à une hémorrhagie cérébrale ordinaire.

2º *Au point de vue thérapeutique*, si le diagnostic avait pu être posé, la trépanation aurait peut-être pu sauver le malade et un caillot venir obturer l'ouverture du sinus. Mais une telle indication ne pouvait être posée eu égard à l'incertitude du diagnostic.

3º Nous ferons remarquer que l'épanchement est intra-dure-mérien et non en bissac. En outre, nous croyons que si l'ecchymose occipitale relève un peu du passage du sang à travers la fracture, en réalité elle est due surtout à la chute sur la région occipitale, car le maximum d'infiltration sanguine siège à ce niveau, région que le trait de fracture n'atteint pas.

OBS. XXXI à XXXIV. — LASSUS (*Académie de chirurgie*, 1774).

Lassus donne quatre observations du sinus longitudinal supérieur :

I. — Une première, dans laquelle un morceau de fer pointu sur la partie supérieure et moyenne de la tête avait déterminé la formation d'esquilles. Par une trépanation on enleva ces esquilles, et au cours de l'opération on constata l'ouverture du sinus longitudinal. L'hémorrhagie fut arrêtée par la seule application de charpie sèche.

II. — Une seconde, dans laquelle un enfant reçut un coup de bâton sur la tête. Quelques jours après, paraît une tumeur indolente, grosse comme une noix et fluctuante. Trépanation, enlèvement de l'esquille, constatation de blessure du sinus et tamponnage avec charpie sèche.

III. — Une troisième, dans laquelle une jeune fille de 16 ans reçut une barre de fer sur la tête. De là fracture sur la suture sagittale avec esquilles. Celles-ci sont enlevées sans trépanation. Quelques jours après, M. Pott ouvrit le sinus avec une lancette pour saigner. Amélioration notable, mais mort au 17e jour.

IV. — Une quatrième observation est due à *Gaiguère*, chirurgien en chef de l'Hôtel-Dieu de Laon. Il s'agit d'un enfant de 14 ans, blessé au sommet de la tête par un croc en fer. — Plaie du frontal au travers de laquelle on voyait plaie du sinus longitudinal que la pointe du crochet avait ouvert. Pansement simple. Guérison complète au bout de trois mois.

OBS. XXXV. — LEONTE et BARDESCO. *(Revue de chirurgie*, 1891, p. 815.)

Dans un cas d'intervention immédiate après un accident, trouvant le sinus longitudinal supérieur déchiré, nous l'avons suturé et le résultat a été satisfaisant.

Après avoir saisi les deux bords de la plaie du sinus à l'aide d'une pince hémostatique, nous les avons traversés avec un fil de catgut en nous servant d'une aiguille à fistule ; ensuite nous avons croisé les deux fils, et en tirant sur eux nous les avons fixés aux bords de la plaie cutanée. Ayant ainsi bien exposé les deux bords de la plaie du sinus, nous avons réuni au moyen de la suture en surjet, faite toujours avec du catgut. De cette manière, l'orifice du sinus s'est complètement obturé, car à part la suture, ce qui contribuait encore à l'hémostase, c'était aussi l'entrecroisement des premiers fils qui le comprimait en s'interposant entre le sinus et la voûte osseuse. Enfin, pour mieux assurer l'hémostase, nous avons introduit de la gaze iodoformée entre les bords de l'ouverture de l'os.

OBS. XXXVI. — LUCAS-CHAMPIONNIÈRE. *(Bulletin de la Société de chirurgie*, 27 juin 1888, observation VI.)

Chez une femme de 29 ans ayant eu un choc de la tête ancien et présentant des douleurs fixes, Lucas-Championnière fit une trépanation, et au cours de l'opération le sinus longitudinal fut ouvert. On bouche d'abord avec une éponge le sinus, pendant qu'on agrandit l'orifice avec la pince-gouge. Plusieurs mètres de catgut sont alors empilés contre le sinus et l'hémorrhagie fut arrêtée La plaie est alors suturée et drainée. Le résultat fut parfait et la malade sortit de l'hôpital 26 jours après l'opération, n'ayant plus de maux de tête.

Obs. XXXVII. — Reclus. *(Bulletin de la Société de chirurgie,* 27 juin 1888.)

Reclus fut appelé à intervenir chez un homme qui, après avoir reçu un éclat d'obus à la tête, présentait des accès épileptiques presque quotidiens.

Il fit la trépanation qui lui fit découvrir la présence d'une petite exostose. Au cours de cette intervention, le sinus longitudinal supérieur fut ouvert ; l'accident n'eut pas d'importance. Il suffit en effet du doigt bien désinfecté d'un aide pour mettre sans peine un terme à l'écoulement sanguin. Réunion parfaite par petite intervention. Les attaques ont complètement disparu.

Donc, bien qu'il y ait eu au cours de l'opération un accident réputé dangereux, l'ouverture du sinus longitudinal, l'acte opératoire s'est trouvé néanmoins sans gravité aucune.

Obs. XXXVIII. — Monin. *Considérations sur les épanchements dans l'intérieur du crâne par causes externes. Léger écartement de la suture fronto-pariétale. Multiplicité des épanchements.* (Thèse, Paris, 1815.)

Le nommé C..., âgé de 21 ans, d'un tempérament bilioso-sanguin, marin, tombe le 9 août 1813 de la batterie de 18 dans la cale (élévation d'environ 20 pieds). La chute ne fut pas suivie de la perte entière de connaissance ; hémorrhagie nasale abondante ; vomissements de matières alimentaires ; étourdissement dans toute la tête (selon l'expression du malade) ; pouls lent et faible ; pâleur de la face ; dilatation des pupilles ; assoupissement ; vertiges ; délire ; agitation ; coucher de préférence sur le côté gauche ; rétraction des membres abdominaux ; mouvement automatique de la main qui se portait sur la partie droite de la tête ; convulsions ; respiration laborieuse ; pouls irrégulier ; carphologie ; mort 7 heures après la chute. Telle fut la série successive qu'éprouva ce blessé. La saignée, une boisson émétisée, furent les moyens employés. (On se proposait d'appliquer le trépan.)

Résultat de l'ouverture cadavérique. — Contusion du muscle temporal droit ; os du crâne intacts, mais léger écartement de la suture fronto-pariétale ; le sinus longitudinal déchiré vers le point de cette suture. Doit-on attribuer cette déchirure à l'enlèvement de la voûte du crâne, malgré la précaution que je pris de l'enlever le plus lentement possible ? Quatre épanchements, dont deux entre le crâne et la dure-mère. Le premier, considérable, circonscrit, était formé par un sang coagulé noir situé sur la voûte orbitaire, du côté opposé au coup ; sa présence avait produit une dépression profonde et large à la partie externe du lobe antérieur du cerveau.

Le deuxième, moins considérable, également circonscrit et à l'extérieur de la dure-mère, était situé à l'endroit correspondant à la percussion. Le sang en était d'un noir moins foncé.

Le troisième, situé à la base du crâne, était entre la dure-mère et la pie-mère, ou plus exactement dans l'arachnoïde ; ici le sang était largement disséminé, et d'une couleur plutôt vermeille que noire.

Le quatrième, placé dans le ventricule droit, était formé par de la sérosité sanguinolente.

L'examen des autres viscères n'offrit rien de particulier.

Obs. XXXIX. — Azam. *Essai sur un nouveau genre de tumeurs de la voûte du crâne formées par du sang en communication avec la circulation veineuse intra-crânienne.* (Thèse, Paris, 1858.)

C..., âgé de 22 ans, meunier, d'une constitution robuste, entre à l'hôpital Saint-André, service de Hirigoyen, le 11 novembre 1850. Il porte dans le haut de la région frontale, un peu à droite de la ligne médiane, une tumeur de la dimension d'une grosse noix. Cette tumeur est irrégulièrement arrondie, sans changement de couleur à la peau ; la fluctuation y est manifeste ; si on la presse doucement avec la paume de la main elle peut, en deux ou trois minutes environ, être entièrement réduite ; la peau reste flasque et vide. Cette peau étant très mince et très molle on peut, au travers d'elle, reconnaître une dépression osseuse circulaire à bords saillants et inégaux ; le malade réduit lui-même sa tumeur avec facilité ; elle disparaît quand il penche la tête en arrière et reparaît quand il l'incline en avant. C... ne peut même pas conserver longtemps cette position, car elle s'accompagne de quelques vertiges.

Cette tumeur ne présente aucun bruit anormal et on n'y peut percevoir le moindre battement ; il semble seulement qu'elle devient plus dure dans les grands mouvements respiratoires ; j'ai cru percevoir un bruit de souffle obscur sur le trajet du sinus longitudinal supérieur, pendant que le malade réduisait violemment sa tumeur ; mais quelques confrères qui ont examiné comme moi le malade ne l'ont pas entendu. C... n'éprouve ni dans la région, ni dans la tumeur aucune douleur, et si ce n'était la difformité et les vertiges qui accompagnent la flexion de la tête en avant, il n'aurait nul souci de sa maladie.

Interrogé sur la cause, il rapporte qu'à l'âge de 15 ans il reçut un coup de pied de cheval dans la région frontale. Il ne perdit pas connaissance et put même continuer à vaquer à ses occupations ; quelques jours après seulement, il reconnut l'existence de cette tumeur qui a toujours été semblable à ce qu'elle est aujourd'hui.

Ce malade, qui veut guérir de cette infirmité, a déjà consulté un médecin : une ponction exploratrice a déjà été pratiquée, et il est sorti un jet de sang qui a été facilement arrêté. Le 20 novembre, M. Hirigoyen le ponctionne avec une lancette ; comme la première fois, il sort un jet de sang veineux, ordinaire. Un stylet introduit par l'ouverture trouve une dépression de l'os et quelques saillies inégales ; mais le tissu osseux n'est pas nu, une membrane mince et molle paraît le recouvrir. Il est impossible de découvrir un orifice de communication avec l'intérieur du crâne ; du reste, cette recherche ne pourrait être poussée trop loin sans danger ; cependant, cette communication existe, car la quantité de sang vivant qui s'écoule ne peut venir que d'une source considérable, probablement du sinus longitudinal supérieur. Cet écoulement du sang est facilement arrêté, et l'ouverture faite à la peau se cicatrise rapidement sous l'influence d'une simple bandelette de toile Dieu.

La compression employée pendant une vingtaine de jours n'a donné aucun résultat, et C... a quitté l'hôpital dans le même état qu'à son entrée.

C... a été présenté à la Société de médecine le 27 novembre 1854, par notre collègue, M. le Dr Dupay. Nous avons reconnu qu'après trois ans la tumeur n'avait fait aucun progrès ; nous lui avons donné le conseil de se refuser à toute opération chirurgicale, et de porter un bandeau sur le front pour comprimer légèrement la tumeur. Depuis, je n'ai pas eu l'occasion de le revoir et j'ignore ce qu'il est devenu. (Ces derniers détails ont été donnés par M. Azam, à propos du deuxième cas qu'il a observé.)

Obs. XL. — Reinhold. *Ein Beitrag zur Casuistik der Kopfverletzungen. Centralblatt für Chirurgie*, 1884, in *Académie de médecine de Belgique*. Mémoires couronnés, p. 266.

Un blessé dont Reinhold relate l'histoire avait un fragment d'os enfoncé profondément dans le sinus longitudinal supérieur ; immédiatement après son extraction, le sang jaillit de deux côtés à la fois ; les parois du sinus furent aussitôt saisies par des pinces à forcipressure, et cela ne suffisant pas à tarir l'hémorrhagie, on dut faire un tamponnement à la gaze iodoformée. Le tampon fut enlevé le troisième jour, les pinces le quatorzième jour et le malade guérit ; il lui resta de son accident une légère parésie du pied gauche.

Obs. XLI. — **Morgagni.** *Dépérissement consécutif à une blessure du sinus longitudinal supérieur*. Lettre 51, p. 252. Observation 54, empruntée à Valsalva. (Extrait de la thèse de Gérard-Marchant.)

Un paysan d'environ 40 ans est blessé par un autre paysan au côté droit, et au milieu à peu près de la suture sagittale, avec un sabot dont la pointe est enfoncée si profondément qu'elle pénètre dans l'intérieur du cerveau. Tout le corps tremble à la suite du coup, les fonctions de l'intelligence commencent à se ralentir et la faculté du mouvement à s'affaiblir dans toutes les parties du côté gauche, jusqu'à ce qu'elle se perde entièrement vers le quatrième jour, celle du sentiment existant encore. Le visage est très rouge, les sens internes s'obscurcissent, la respiration devient pénible et le pouls faible. Enfin, il mourut le septième jour, après avoir rejeté une matière rougeâtre par la bouche.

Examen du cadavre. — Après qu'on eut enlevé la voûte du crâne qui, non seulement avait été perforée par la blessure, mais encore avait une écaille osseuse qui était saillante, il s'écoula une assez grande quantité de sang. Du reste, la blessure, qui traversait le sinus longitudinal, parvenait de là jusqu'au ventricule gauche dans lequel était cachée de la sérosité avec du sang grumeleux.

Le poumon gauche était considérablement tuméfié par du sang en stagnation.

Obs. XLII. — **Percival Pott.** In **Dupont** (Thèse Paris, 1858, obs. II).

Un jeune garçon d'environ 8 ans, fils d'un juif, reçut un coup de bâton à la tête. Le coup le fit tomber en vertige pendant quelques minutes, mais comme il ne coula pas de sang et que la douleur cessa promptement, il cacha cet événement jusqu'au jour où son perruquier découvrit qu'il avait la tête enflée à la partie où il avait reçu le coup. Il avait en effet une tumeur grosse comme une noix ordinaire au sommet de la tête. Elle était indolente ; elle avait une espèce de pulsation sourde et contenait sensiblement un fluide.

M. Serjeant-Amyant et M. Shipton virent cet enfant avec moi ; je fendis la tumeur en présence avec un bistouri et je fis couler par là une quantité de sang veineux et fluide. Lorsqu'il en fut sorti autant qu'on pouvait raisonnablement supposer que la tumeur en contenait, nous fûmes étonnés de voir qu'il continuait encore à couler, non pas des téguments incisés, mais évidemment du fond de la cavité.

En examinant de plus près, nous vîmes que la suture sagittale était rompue, qu'une portion de la fracture rentrait dans le sinus et que le sang sortait par les côtés de ce fragment. Nous en tentâmes l'extraction, mais inutilement. De l'avis des consultants, je fis avec le trépan une petite ouverture à côté de la suture ; mais ensuite la pointe de l'élévateur ne put être assez introduite pour retirer la pièce d'os rompu. Le trépan fut encore appliqué de l'autre côté de la suture ; et nous n'obtînmes pas un meilleur succès ; le fragment ne pouvait être extrait que de la manière dont il était entré. Enfin. après beaucoup de délibérations et de discours sur le danger d'ouvrir le sinus, qui l'était déjà en effet par l'os rompu, on convint d'appliquer le trépan sur la suture de manière que toute la surface fût prise dans la couronne. Cela fut fait ; mais en se servant de l'élévateur, la portion d'os scié se rompit en fragments, et celui qui avait percé le sinus s'y trouva encore fiché. Nous fûmes alors forcé de nous en saisir avec une paire de forceps et de l'extraire par son moyen. Cette dernière opération fut suivie d'hémorrhagie, mais elle céda bientôt par l'application d'un petit bourdonnet de linge sec maintenu en place pendant quelques minutes et ne revint plus.

Celui qui est le sujet de cette observation est encore vivant au moment où j'écris.

Obs. XLIII. — Longmore. *Rupture du sinus longitudinal supérieur sans fracture du crâne. Plaie du péricrâne par arme à feu.* (*Lancet*, 1855, vol. I, p. 607.)

Le nommé James Donnely, du 19ᵉ régiment, âgé de 18 ans, était en faction devant Sébastopol. Le 23 avril, il reçut sur la tête une balle qui divisa le cuir chevelu et le péricrâne sur une largeur de 3 à 4 pouces, à la partie supérieure et postérieure du crâne. Admis de ce fait à l'hôpital on constata que la balle avait passé de droite à gauche et de bas en haut, juste devant l'angle de la suture lambdoïde. La table externe n'avait pas de fracture. Il y avait inconscience complète, difficulté de la respiration ; les pupilles étaient dilatées et fixes. Le malade présentait, en outre, des signes de compression cérébrale, des vomissements et un pouls très faible. Le traitement institué fut une saignée et des compresses froides sur la tête. Le lendemain soir, 24 avril, le malade mourait sans avoir repris connaissance

A l'autopsie, on ne trouva aucune lésion de l'os lui-même. Le sinus longitudinal supérieur juste au-dessous du siège de la lésion était rompu, et l'on constata plusieurs petites ouvertures dans le sinus. Celui-ci était dilaté par du sang coagulé sur un espace d'environ 3 pouces. A la surface du cerveau on pouvait remarquer un caillot de sang coagulé du volume de 4 onces. Ce caillot comprimait la surface de l'hémisphère gauche et surtout le voisinage de la lésion. Il y avait, en outre, deux points de contusion cérébrale sur chaque hémisphère du cerveau correspondant à la ligne de passage de la balle ; les vaisseaux de la pie-mère étaient congestionnés ; la dure-mère était décollée des fosses occipitales, les sinus latéraux étaient très dilatés.

OBS. XLIV. — KEEN. *Plaie du sinus longitudinal supérieur avec perte de substance cérébrale.(Annales de chirurgie.*Académie de Philadelphie, 1896, p. 488)

Un homme reçut sur le sommet de la tête une roue qui tomba de la hauteur de 30 pieds. A la suite de cet accident, il y eut une hémorrhagie considérable et une perte de substance cérébrale. Il fut examiné vingt-deux heures après avoir été blessé ; il ne présentait alors aucune paralysie et était parfaitement conscient ; à l'examen, on constata sur la partie droite de la ligne médiane, en arrière de la scissure de Rolando, une plaie linéaire de trois pouces. On fit alors une incision exploratrice ; des esquilles furent enlevées et on découvrit alors deux déchirures dans le sinus longitudinal supérieur, dont une grande et une petite. La grande fut saisie avec une pince hémostatique qui arrêta l'hémorrhagie abondante ; la petite fut arrêtée par un tamponnement iodoformé. Comme toute la brèche était remplie de substance cérébrale et de sang, la substance cérébrale fut enlevée et la plaie nettoyée ; on constata alors une fracture linéaire qui s'étendait jusqu'à l'oreille. La pince fut laissée à demeure, de la gaze iodoformée fut mise comme pansement et la plaie suturée. Deux jours après, comme il n'y avait pas de paralysie et que l'état général était bon, on enleva la pince et la plaie fut réunie.

Il y eut après des accidents d'infection et la plaie se mit à suppurer. Cinq semaines après, il y avait même des attaques d'épilepsie jacksonnienne siégeant sur le côté gauche. Quatre mois après, la suppuration continuant et ayant donné naissance à trois fistules, une nouvelle opération fut faite. On put alors extraire des séquestres venant de la table interne et présentant sur leur face interne des sillons des sinus longitudinal et latéral, près de leur jonction au torcular. La plaie ayant été suturée et drainée, la guérison complète fut obtenue rapidement. Le malade, revu deux ans après, se portait parfaitement bien.

OBS. XLV. — RAWDON (HENRY). *Fracture du crâne avec lésion du sinus longitudinal supérieur. (Lancet,* 22 juillet 1893.)

Une jeune fille de 17 ans et demi était tombée d'un quatrième étage sur une palissade en fer de telle manière, que sa tête fut embrochée sur une des piques et resta empalée de cette façon. A la suite de ce terrible accident, il y eut une hémorrhagie considérable, l'occipital était enfoncé et la malade était dans le collapsus. Quelque temps après, il y eut néanmoins un léger retour à la conscience. Un examen attentif permit de reconnaître qu'il existait une blessure large située au-dessus de la protubérance, près du torcular.

On fit alors une application de trépan et on enleva ainsi deux esquilles assez volumineuses. Celles-ci servaient de bouchon à une blessure du sinus longitudinal, car lorsqu'on les retira, il y eut un jet de sang énorme qui fut arrêté par la compression digitale. Les bords de la déchirure du sinus furent suturés au catgut, un pansement occlusif fut effectué et la guérison de la malade fut obtenue en quatre semaines.

Ainsi, dit Rawdon, il faut intervenir dans tous les cas où il y a plaie du sinus ; il faut suturer le sinus au catgut avec une aiguille fine de Hagdorn.

Obs. XLVI. — Parkes (Charles). *Fracture comminutive du crâne avec blessure du sinus longitudinal supérieur. Suture latérale du sinus. Guérison. (Journ. Med. Ass.,* 16 fév. 1895.)

Un célibataire, B. B .., âgé de 27 ans, étant en train de travailler, reçut une brique sur la tête ; il tomba, mais ne perdit pas connaissance. Il y eut à la suite une hémorrhagie abondante, mais qui s'arrêta. Il fut alors admis à l'hôpital Cock le 20 juin. Un examen attentif permit de voir qu'il existait une blessure longue de deux pouces, située sur l'os pariétal droit, au-dessus de l'éminence pariétale et s'étendant jusqu'à la ligne médiane. Il y avait engourdissement et perte de mouvement dans tout le côté gauche.

Le malade étant chloroformé, on élargit la blessure extérieure et on retire quatre fragments osseux. A la suite de cette opération, il y eut une terrible hémorrhagie ; le malade était presque sans pouls et exsangue. Cette hémorrhagie fut cependant arrêtée par un bourrage très exact de gaze iodoformée et une compression soignée.

Le lendemain, 21 juin, le malade présentait des vomissements et la paralysie des membres supérieurs et inférieurs gauches existait toujours. On enleva encore trois fragments osseux, et au cours de cette deuxième intervention il y eut de nouveau une hémorrhagie venant du sinus, mais cette fois on put voir la perforation qui était grande comme un grain de café et située juste au-dessus de la scissure de Rolando. Trois sutures au catgut furent appliquées sur le sinus ; à la suite, le calibre du sinus était réduit d'environ un tiers. On ne note aucune douleur pendant la suture du sinus et même en pinçant la dure-mère. Le pansement fut effectué avec des compresses de gaze, la paralysie continuait néanmoins.

Le 25 juin, le malade fut atteint d'un érysipèle à la face qui guérit rapidement. Le 25 juillet, le malade était guéri complètement et la paralysie avait entièrement disparu.

Obs. XLVII.— J. Malonay. *Fracture du crâne avec blessure du sinus longitudinal supérieur. Médical News*, 27 juin 1891. (Observation rapportée par William Taylor, de Philadelphie.)

Un homme de 25 ans avait reçu un coup de marteau à pointe sur la tête et se présentait à l'hôpital en pleine connaissance. Là il est éthérisé et examiné. On trouve alors à un demi-pouce de la ligne médiane sur le sommet de la tête une blessure et un enfoncement de la paroi osseuse qui permet l'introduction du doigt. Cette ouverture est agrandie et les esquilles sont retirées. On voit alors une hémorrhagie abondante provenant de la blessure du sinus longitudinal supérieur. Pour l'arrêter, une pince est placée sur le sinus et le reste de la plaie est bourré à la gaze iodoformée. Ce n'est que soixante-douze heures après que l'on enlève la pince.

Les suites de l'opération furent excellentes et, deux mois après, le malade sortait guéri de l'hôpital.

Obs. XLVIII.— Hedlund. *Annales de médecine suédoise*, 1838, p. 162. Traduit en allemand. Hamburg, vol. XIII, p. 105.

Un valet de ferme, âgé de 27 ans, tomba en arrière en se heurtant contre le seuil d'une porte, et mourut en quelques instants.

A l'autopsie, on ne constate tout d'abord pas de lésions osseuses ; mais on peut ensuite reconnaître la présence d'un fragment d'os long de quatre lignes, large d'une demi-ligne, épais d'une demi-ligne et pesant 190 grains, lequel avait pénétré dans le sinus longitudinal supérieur et l'avait ouvert dans toute sa longueur. Tout le cerveau était couvert de sang.

. L'auteur suppose que les parois du sinus avaient été d'abord amincies par la pression du fragment d'os saillant et qu'elles avaient été ensuite déchirées par la commotion due à la chute.

Obs. XLIX. — Guthrie. *Sur les affections du cerveau*, 1844. Traduit de
l'anglais par Frenkel, p. 175.

Un soldat ayant reçu une balle dans le corps tomba de cheval. Il se forma
alors sur la tête une tumeur que l'on ouvrit et dont il sortit une grande
quantité de sang. C'est pendant l'opération que l'on remarqua une disjonction
des bords de la suture sagittale, de laquelle sortait du sang.

Deux couronnes de trépan ayant été appliquées, on fut alors mis en présence d'une déchirure du sinus longitudinal supérieur; après arrêt de
l'hémorrhagie, atténuation de tous les symptômes précédents, et guérison.

Obs. L. — Guthrie. *Sur les affections du cerveau*, 1844 Traduit de l'anglais
par Frenkel, p. 179.

Lésion du sinus longitudinal supérieur par la pénétration d'une dent de
râteau chez un enfant de 4 ans. Extraction de la dent. Arrêt de l'hémorrhagie
par compression. Eau froide. Guérison au bout de huit jours.

Obs. LI. — G. Poirier. *Fracture de la voûte. Déchirure du sinus longitudinal supérieur. Mort. Autopsie.* Thèse de Paris, 1898, p. 27.

X..., âgé de 4 ans, est amené à l'hôpital Trousseau en octobre 1895, à la
suite d'une chute du deuxième étage. A son arrivée à l'hôpital l'enfant est
dans le coma, et présente du côté droit un peu de raideur musculaire. La
mort étant imminente, il n'est pas fait d'intervention chirurgicale. L'enfant
succombe quelques instants après son arrivée à l'hôpital.

Autopsie (et pièces préparées par M. Raymond Petit, interne du service). —
Le cuir chevelu ne présente pas de lésions, mais est largement soulevé et
décollé par un épanchement sanguin très abondant. Le crâne dénudé, on
trouve un trait de fracture qui part de la suture du frontal avec la grande
aile du sphénoïde à gauche, monte jusqu'à la bosse frontale correspondante ;
de là, la fistule se porte en arrière et légèrement en dedans pour arriver à
la suture fronto-pariétale gauche, à 2 centim. de la ligne médiane
Disjonction de cette suture jusqu'au bregma ; disjonction de la suture inter-
pariétale, sur une largeur de 2 centim. et demi ; à ce niveau naît un
trait de fracture qui se porte en dehors sur le pariétal droit dans une direction
également parallèle à celle de la suture fronto-pariétale gauche. — En
arrière, sur le pariétal droit, on voit une fissure transversale partant de la

suture inter-pariétale qui est est longue de 5 centim. ; à 2 centim. et demi en avant il y a une légère dépression de l'os parallèle à la fissure précédente. A l'ouverture du crâne on constate une déchirure de la dure-mère dans la région frontale gauche, et longue de 5 centim. Le sinus longitudinal supérieur, au niveau duquel aboutit la déchirure, est rompu ; il n'y a, pour ainsi dire, pas d'épanchement sanguin intra-crânien. En arrière, au niveau de l'enfoncement signalé plus haut sur la partie postérieure du pariétal droit, on trouve un léger hématome extra-dural.

Obs. LII. — G. Poirier. *Fracture de la voûte irradiée à la base. Déchirure du sinus longitudinal supérieur. Mort. Autopsie.* (Thèse de Paris, 1898, p. 67.)

Gabrielle S..., âgée de 5 ans, est apportée à l'hôpital Trousseau le soir du 17 juin 1895. L'enfant venait de faire une chute du deuxième étage et était tombée sur la tête dans une cour pavée. A l'entrée à l'hôpital elle est dans un état comateux et meurt au bout de quelques heures.

Autopsie (et pièces préparées par M. Raymond Petit, interne du service). — Il n'existe pas de plaie du cuir chevelu, mais seulement des traces de contusions au niveau du sommet de la tête : le cuir chevelu est soulevé dans presque toute son étendue par un abondant épanchement sanguin. Extérieurement, on trouve un premier trait de fracture commençant sur la partie latérale droite du pariétal ; la fissure se porte en arrière et en haut sur une longueur de 4 centim. ; là, elle se bifurque : une légère fissure se dirige en arrière et en bas, longue de 2 centim. ; l'autre, beaucoup plus importante, est légèrement sinueuse, se porte en haut et en bas et en avant pour rejoindre la suture fronto-pariétale à 2 centim. du bregma. Le trait de fracture suit cette suture jusqu'au bregma ; disjoint la suture fronto-pariétale gauche, sur une étendue de 3 centim. et demi : là, on trouve deux petits traits de fracture dont l'un se porte en avant sur le frontal, l'autre en arrière sur le pariétal ; il existe, en outre, une autre fracture commençant au niveau de l'apophyse orbitaire externe gauche et qui s'irradie : 1° au-dessus de la voûte orbitaire ; 2° vers la bosse frontale ; 3° vers la suture fronto-pariétale. Ce dernier trait se continue par une disjonction de la suture fronto-pariétale, par une fracture de la grande aile du sphénoïde et par une disjonction de la suture temporo-sphénoïdale ; cette disjonction se termine tout près de l'apophyse styloïde. A l'ouverture de la boîte crânienne, on trouve également un épanchement sanguin considérable au niveau du sillon inter-hémisphérique. Le sinus longitudinal supérieur est rompu au niveau du bregma, et la dure-mère est déchirée sur une longueur de 4 centim. à droite suivant la direction du trait de fracture.

Obs. LIII. — Schwartz. (*Société de Chirurgie*, 1882, p. 701), (rapportée par
M. Chauvel).

Un homme de 25 ans reçoit, le 13 mars 1882, un seau très lourd tombant
d'un deuxième étage sur la partie postérieure de la tête. Il tombe immédiatement sans connaissance, perdant beaucoup de sang, mais revient à lui
rapidement et rendu à l'hôpital, il répond nettement aux questions et ne
présente aucun trouble apparent de la motilité. L'hémorrhagie a cessé, et la
blessure de la tête bien nèttoyée est aussitôt recouverte d'un pansement
antiseptique. M. Le Dr Schwartz, à la visite du lendemain, découvre une
longue plaie de la région pariéto-occipitale à cheval sur la ligne médiane,
à 5 centim. en arrière de la ligne bi-auriculaire, mais plus étendue à gauche.
Avec le doigt il constate une fracture de la voùte crânienne, un enfoncement
assez prononcé ; à la vue, il reconnaît dans la plaie une petite masse de
substance blanc grisâtre, dont le microscope met hors de doute la matière
nerveuse et l'origine cérébrale. La déchirure des méninges et du cerveau, la
communication du foyer de la fracture et de la plaie cérébrale étaient par là
démontrées. Cependant les troubles fonctionnels sont si légers qu'en dehors
d'une hyperesthésie très prononcée de la région thoracique droite, hyperesthésie
plusieurs fois constatée, on ne signale qu'une faiblesse douteuse de la puissance musculaire du côté droit. Aussi s'appuyant sur l'hémorrhagie abondante, venue sans doute de la lésion du sinus longitudinal supérieur, sur
l'absence des signes de compression cérébrale, M. Schwartz se borne à
appliquer un pansement de Lister et à donner de l'émétique en lavage. Tout
va bien les cinq premiers jours, l'hyperesthésie disparaît rapidement ; mais
le 19 mars, la température monte à 39°,3, le pouls devient dur et rapide ;
bref, la fièvre éclate. Le lendemain, on constate une hémiplégie droite,
complète, mais sans paralysie de la sensibilité, évidemment une encéphalite.
Le Dr Schwartz, voyant les accidents persister malgré l'application de
glace sur la tête et de sangsues aux apophyses mastoïdes, se décide à intervenir. Ne pouvant dégager et relever avec un élévateur les fragments osseux,
il applique une couronne de trépan et parvient alors à extraire à l'aide d'un
davier deux esquilles volumineuses qui pénètrent dans la substance cérébrale,
puis de menus fragments. Une hémorrhagie inquiétante est arrêtée par
l'application d'une pince à forcipressure qu'on laisse en place pendant trois
jours. Le cerveau est fortement contus et d'une coloration gris rougeâtre ; il
n'y a ni sang, ni pus à sa surface.

Le pansement de Lister est appliqué aussi rigoureusement que possible, la
plaie marche bien, la température ne dépasse pas 38°. Ce n'est qu'au septième
jour que les mouvements reparaissent dans le membre supérieur droit, puis

bientôt et progressivement dans le membre inférieur. Une attaque de variole confluente n'arrête pas la cicatrisation de la plaie. Elle est complète le 15 avril, vingt-cinq jours après l'opération, et l'hémiplégie droite n'a laissé que des traces légères.

Malheureusement, cette guérison si chèrement achetée est bientôt compromise par un nouvel accident, une chute sur la tête qui détermine une hémorrhagie légère, puis au bout de deux jours une fièvre violente avec manifestations cérébrales.

La cicatrice est soulevée par une tumeur fluctuante animée de pulsations irréductibles d'où s'écoule par une ponction aspiratrice un peu de sérosité sanguinolente. Les accidents persistants et cette tumeur augmentant de volume, le Dr Schwartz l'incise et tombe dans une cavité pleine de pus grumeleux dont les parois sont manifestement formées par le tissu du cerveau. Malgré cette intervention, les phénomènes d'encéphalo-méningite s'aggravent et le blessé succombe le 21 avril, six jours après sa chute.

L'autopsie montre une hernie du cerveau à cavité centrale presque vide et très profonde. La dure-mère est mise à jour. Elle présente une solution de continuité comblée en grande partie par du tissu fibreux ; toute la couronne de trépan et les deux angles de la plaie osseuse sont obstrués par une membrane fibreuse épaisse et résistante percée, à son centre, du trou par lequel le cerveau a fait hernie. Le sinus longitudinal supérieur déchiré est obstrué par un caillot. Dans le cerveau les centres psycho-moteurs sont intacts et les désordres commencent au niveau de la fracture.

La hernie cérébrale correspond immédiatement en arrière de la pariétale ascendante au-dessus du lobule du pli courbe, en arrière du lobule paracentral. Là existe un foyer contus, en voie de suppuration, gros comme un œuf de pigeon et sur lequel on arrive facilement en ouvrant la hernie sur la sonde cannelée. Celle-ci pénètre jusque dans la corne postérieure du ventricule latéral gauche qui est pleine de pus ; le plexus choroïde est rouge et congestionné ; la corne correspondante du ventricule droit est aussi remplie de pus. La pie-mère, qui pénètre par la fente de Bichat, présente les traces d'une vive inflammation qui se propage directement à la base du cerveau. où nous trouvons aussi une méningite suppurée, limitée au pont de Varole et aux pédoncules cérébraux. L'aqueduc de Sylvius et le quatrième ventricule contiennent aussi un liquide séro-purulent. Tout le reste du cerveau et de ses méninges est intact. Les autres organes sont tout à fait sains.

Obs. LIV. — Schmucker. *Wahrnehmungen aus der Wundarzneikunst* Fran-
kenthal, 1784, B. I, p. 41.

Un soldat ayant reçu un éclat d'obus sur la tête fut deux fois trépané; il
mourait dix-huit jours après.

A l'autopsie, on trouva dans le sinus longitudinal supérieur une esquille
osseuse longue de un demi-pouce et qui, par sa pointe longue de deux lignes,
avait pénétré dans le sinus. Cette pointe était cacheé par les méninges et était
solidement encastrée au milieu de granulations. Dans la cavité du sinus, on
pouvait voir du sang coagulé et un mélange de sang et de pus, tandis que
les parois du vaisseau étaient couvertes de granulations charnues qui
envahissaient même la partie postérieure du sinus.

Obs. LV. — Marchetti, cité par Chassaignac. *Des plaies de la tête.* Paris,
1842, p. 75.

Lésion du sinus longitudinal supérieur et pénétration du corps étranger
jusqu'au corps calleux. A la suite, perte de deux livres de sang. Le malade,
qui était sans connaissance, fut réveillé par des stimulants, et, comme
l'hémorrhagie avait repris, celle-ci fut arrêtée par des applications d'astrin-
gents. Lorsque le pansement fut enlevé au bout de quinze jours,
l'hémorrhagie ne se renouvela pas et la guérison survint rapidement.

Obs. LVI. — Lamotte. (Chassaignac, *eod. loco*, p. 76.)

Un homme reçut sur la tête un coup de sabre qui fendit les deux os pariétaux et fit une plaie de 108 millim. De cette façon furent lésés les méninges,
le sinus longitudinal supérieur et le cerveau. A la suite, il se produisit une
hémorrhagie très abondante, laquelle fut suivie d'un épanchement séreux
considérable. Le malade guérit cependant en deux mois sans autre accident.

Obs. LVII. — Boinet. *Bulletins de la Société anatomique de Paris*, 1834, p. 136.

Il s'agit du cas très intéressant d'un homme de 41 ans, qui étant ivre était
tombé dans un escalier : à l'instant même il fut relevé et mis au lit ; le sang
coulait abondamment par l'oreille gauche. Le malade resta ainsi deux jours
sans faire appeler de médecin et sans réclamer de secours. Le troisième jour

après l'accident, sa femme étant sur le point d'accoucher, il va lui-même chercher une sage-femme et parcourt un espace de plus de deux lieues avec la même agilité qu'il l'eût fait en bonne santé.

Rentré chez lui, il se plaint de fatigue et de mal de tête, et se met à délirer. Le jour suivant, il y a élévation de température, respiration stertoreuse, puis coma profond et mort quatre jours après l'accident.

A l'autopsie, on trouve le rocher gauche fracturé et le sinus latéral gauche très largement ouvert à l'endroit où il s'ouvre dans le trou déchiré postérieur.

TABLEAU DE LA NATURE DES INTERVENTIONS

1° *Sinus latéral.*

Luys.	Tamponnement à la gaze iodoformée.
Schwartz.	Suture latérale à la soie.
Reclus.	Tamponnement.

2° *Sinus longitudinal.*

Morestin.	Forcipressure à demeure. Tamponnement à la gaze iodoformée.
Seydel.	Tamponnement à la gaze iodoformée.
Bensel.	Compression par pince à artère disposée en levier.
Senn.	Forcipressure à demeure.
Terrier.	Ligature des deux bouts à la soie.
Audion (Mauclaire).	Forcipressure à demeure.
Chassaignac.	Rondelles d'amadou.
Lassus.	Application de charpie sèche.
Lassus.	Tamponnement avec charpie sèche.
Leonte et Bardesco.	Suture en surjet au catgut.
Lucas-Championnière.	Tamponnement au catgut.
Reclus.	Compression digitale.
Reinhold.	Forcipressure à demeure. Tamponnement à la gaze iodoformée.
Pott (P.).	Compression par linge sec.
Keen.	Forcipressure à demeure. Tamponnement à la gaze iodoformée.
Rawdon.	Suture latérale au catgut.
Parkes.	Suture latérale au catgut.
Malonay.	Forcipressure à demeure. Tamponnement à la gaze iodoformée.

CONCLUSIONS

Le sinus longitudinal supérieur et le sinus latéral sont de volumineux vaisseaux sanguins qui, situés dans un dédoublement de la Dure-Mère crânienne, peuvent être assez souvent blessés, au cours des traumatismes du crâne. Nous rapportons 57 observations de blessures de ce genre.

I. — Chez l'adulte, au point de vue topographique, le *sinus longitudinal supérieur* possède une zone dangereuse plus considérable qu'on ne le dit d'ordinaire.

En effet, au niveau de la portion moyenne, et surtout au niveau de la partie postérieure du sinus, si on trépane à un centimètre et demi de la ligne médiane, on pourra bien éviter le sinus, mais on intéressera presque sûrement ou les lacs sanguins ou quelqu'une des veines cérébrales affluentes, et la blessure de celles-ci est tout au moins aussi dangereuse que cellé du sinus proprement dit.

Le *sinus latéral* possède deux portions bien différentes : l'une, horizontale, toujours facilement décollable de l'os ; l'autre, verticale, plus adhérente au tissu osseux, cette adhérence paraissant être due à la présence de la veine mastoïdienne, constante.

II. — Les causes des blessures des sinus de la Dure-Mère sont : soit un agent vulnérant, soit une chute sur la tête ; et le mécanisme de ces lésions varie suivant deux circonstances bien différentes :

1° AVEC UNE FRACTURE DU CRANE, et l'on observe alors des

piqûres, des *déchirures* et des *perforations* des sinus. Dans l'immense majorité des cas, c'est par le mécanisme des *esquilles osseuses* que se fait la lésion sinusienne ;

2° SANS FRACTURE DU CRANE et l'on observe alors des *ruptures* des sinus par *extension forcée* des parois du vaisseau.

III. — Les épanchements sanguins par lesquels se manifestent les ruptures du sinus sont quelquefois, uniquement extra-dure-mériens ; mais le plus souvent, il y a coexistence entre l'épanchement extra et intra-dure-mérien.

IV. — Si le diagnostic d'une blessure d'un Sinus est parfois facile à poser au cours d'une trépanation ou d'une intervention chirurgicale, il est bien plus souvent impossible à établir par les signes cliniques.

Toutefois, en présence d'une fracture du crâne, il faudra explorer minutieusement toute plaie de tête, et chaque fois qu'on constatera un enfoncement de la paroi crânienne siégeant au voisinage d'un sinus, il faudra soupçonner la lésion sinusienne — à plus forte raison s'il existe en même temps des signes d'épanchement sanguin intra-crânien.

V. — Dans tous les cas où l'on croit à la lésion d'un sinus, de même que, d'une manière plus générale, *chaque fois qu'il y aura des signes de compression cérébrale, il nous semble qu'il soit formellement indiqué d'intervenir*, et d'intervenir hâtivement, à un double point de vue : d'abord pour arrêter la source de l'hémorrhagie en s'adressant directement à elle, ensuite pour empêcher la compression cérébrale.

VI. — S'il est indiqué d'intervenir, on doit se demander comment il faut intervenir. Or, le cas le plus fréquent est celui dans lequel en retirant des esquilles osseuses on est tout à coup surpris par un énorme jet de sang venant du sinus.

Il faut avoir assisté à un semblable spectacle pour comprendre combien il est urgent d'agir promptement. Il est évident qu'alors on fait comme on peut, et tantôt on utilise la compression digitale, tantôt on tamponne, tantôt on pince ; puis, lorsqu'on s'est rendu maître de l'hémorrhagie, il nous semble que la meilleure conduite à tenir est celle qui a été adoptée par Schwartz et qui consiste à traiter le sinus comme une veine et d'en faire la ligature.

Mais ici, comme la ligature ordinaire des deux bouts est presque toujours impossible, c'est à la *ligature latérale* qu'il faudra avoir recours. Cette ligature devra être faite ou au catgut ou à la soie, soit avec une petite aiguille de Reverdin, soit avec une fine aiguille de Hagdorn.

De cette façon il n'y aura à craindre ni hémorrhagie secondaire, ni embolie, ni compression cérébrale, comme dans les autres modes de traitement.

BIBLIOGRAPHIE

Aran. — *Arch. de médecine,* 1845, t. VI, p. 317.

Archambault. — Thèse de Paris, 1888.

Audion. — Une observation inédite citée dans ce mémoire, p. 97.

Azam. — In Thèse de Dupont, Paris, 1858.

Battle. — *Lancet,* 1890.

Bauchet. — *Des lésions traumatiques de l'encéphale.* Thèse agrégation. Paris, 1860.

Bayer. — Thèse de Heidelberg, 1897.

Beck. — *Beck's Shüdelverletzungen,* 1877, p. 72.

Bensel. — *New-York Medical Journal,* 9 janvier 1892.

Bergman. — Die Lehre von der kopffverletzungen. *Deutsche Chirurgie de Billroth et Lucke-Lieferung,* t. XXX.

— *Revue de médecine légale.* Paris, 1896, t. III, p. 172-174.

Bobillier. — *Journal universel des sciences médicales.* Paris, 1826.

Boinet. — *Loc. Anat.,* 1834, p. 136.

Briggs. — *Nashville journal med. and surg.,* 1891, t. LXIX, p. 193-199.

Broca (A.) et **Maubrac.** — *Traité de chirurgie cérébrale.* Paris, 1896.

Broca et **Lubet-Barbon.** — *Les suppurations de l'apophyse mastoïde et leur traitement. Paris.*

Broca et **Sebileau.** — *Gazette des hôpitaux,* p. 693.

Bullard. — *Boston med. journ.,* 25 janvier 1895.

Cestan. — *Société anatomique.* Paris, 22 mai 1896.

Charpy. — In *Traité d'anatomie de Poirier.*

Chassaignac. — *Bulletin de la Société anatomique,* 1841 et 1864.

— *Des plaies de tête.* Paris, 1842.

Chipault. — Art. Crâne in *Traité de chirurgie Le Dentu et Delbet.*

— *Gazette des hôpitaux.* Paris, 1890, t. XXIII, p. 975-983.

Chupin. — *Bulletin de la Société de chirurgie,* 1897, t. XXII, p. 844.

Dechaume-Montcharmant. — Thèse de Lyon, 1898.

De Cressac. — Thèse de Paris, 1890.

Delvoie. — *Mémoire couronné par l'Académie royale de médecine belge.* Bruxelles, 1893.

Demme. — *Virchow's Archiv,* t. XXIII, p. 48.

Douglas. — *Edinburgh Med. essays and obs.,* vol. VI.

Dufour. — *Mémoire de la Société de biologie,* 1851, t. III, p. 155.

Dumont. — Thèse de Nancy, 1894.

Dupont. — Thèse de Paris, 1858.

Duplay. — *Traité de pathologie externe,* t. III, p. 537.

Duret. — *Études expérimentales et cliniques des traumatismes cérébraux*. Paris, 1878.

Fabrice d'Aquapendente. — *Des plaies de tête*. Ch. XVIII.

Félix (L.). — Strasbourg, 1837.

Ferrari. — *Arch. ital. de biologie*, t. XI, s. 1889.

Flament et **Bachelet**. — *Arch. de méd. milit.*, mars 1896.

Fournel. — *Journal Exp.*, t. I, p. 343.

Gaignère. — *Mémoires de l'Académie de chirurgie*. Ed. nouv., t. IV, p. 59.

Gallez. — *Mémoire couronné par l'Académie*. Bruxelles, 1893.

Gangolphe. — *Province médicale*, 5 mars 1898.

Gangolphe et **Piery**. — *Revue de chirurgie*, 10 septembre 1899.

Genouville. — *Société anatomique*, juin 1891.

Genzmer. — *Verhandlungen der Deutschen Gesellschaft fur Chirurgie*, 1877, t. II, s. 32.

Guthrie. — *Sur les affections du cerveau*, 1844, p. 175 et 179.

Guyon (J.-F.). — Thèse de Paris, 1894.

Haughton. — *Journal Amer. med. Ass.*, 16 février 1895.

Hedlund. — *Annales de médecine suédoise*, 1838.

Hedon. — Thèse de Bordeaux, 1888.

Hewett. — *Tr. Minnesota M. Soc.* Saint-Paul, 1878, 29.

Hudson. — *J. M. Soc. Arkansas*. Little Rock, 1890, t. I, nos 2, 13, 15.

Hutin. — *Rec. de mémoires de médecine militaire*. Paris, 1854.

Jaboulay. — *Arch. prov. de chir.*, 1893, p. 61 et 174.

Joire. — Thèse de Lille, 1882, t. XXIII, p. 488-491.

Kammerer. — *Med. rec.* New-York, 1889, t. II, p. 569.

Keen. — *Arch. surg.* Philadelphie, 1896.

Kirmisson. — *Rev. Chirurgie*, 1885.

Labalette. — Thèse de Lille, 1891.

Lander. — *Proc. Connect. M. Soc.* Hartford, 1897, p. 122-124.

Lannelongue. — *Congrès français de chir.* Procès-verbal, 1886.

Larrey. — *Rec. de mém. de méd. et de pharm. milit.*, t. XXX, 1831.

Lassus. — *Académie royale de chirurgie*. Paris, 1774, p. 71.

Laurent. — *Journ. de neurol.*, t. V, 1896.

Lederer. — *Wiener Med. Presse*, 1866, n° 47.

Lefort (René.-L.). — *Topographie crânio-cérébrale*. Paris et Lille, 1890.

Le Fur. — *Bulletin de la Société anatomique*, 1899.

Lelandais. — Thèse de Paris, 1892.

Leonte et **Bardesco**. — *Revue de chirurgie*, 1891, p. 816.

Leplat. — Thèse de Paris, 1898.

Longmore. — *Lancet*, 1855.

Lucas-Championnière. — *Journ. de méd. et de chirur. pratiques*, 25 mai 1894.

— *Bulletin de la Société de chirurgie*, 27 juin 1888.

Luys (Georges). — *Bulletin de la Société anatomique*, juin et octobre 1898 et 1899.

Lyot. — *Médecine moderne*, 18 septembre 1890.

Malonay. — *Med. News*, 27 juin 1891.

Mandlay. — *Lancet*, 22 juillet 1853.

Marchant (Gérard). — Thèse de Paris, 1881.

Marsh — *Cincinn. Lancet Clinic.*, 1887, n. s. XIX, 741, 42.
Michaelis. — *Le bassin rétréci.* Kiehl, 1851.
Monin (R.). — Thèse de Paris, 1815.
Morestin. — Deux observations inédites citées dans ce mémoire.
Morgagni. — LIIᵉ Lettre, p. 358. LIᵉ Lettre, p. 252.
Nancrède. — *Encyclopédie int. de chirurgie,* t. V, p. 53.
Parker. — *Journ. Amer. med. Ass.,* 16 février 1895.
Parkes. — Brooklyn, 1883.
— *Clinic. Cincinnati,* 1874, VII, 135.
Percival Pott. — In thèse de Dupont. Paris, 1858.
Petit. — *Société anatomique,* 1865.
Poirier. — *Anatomie médico-chirurgicale.* Paris, 1891.
Poirier (G.). — *Étude des traumatismes du crâne chez les enfants.* Thèse de Paris, 1898.
Putnam (W.-S.). — *Med. Rec.* New-York, 1894, vol. 46, p. 43.
Rawdon. — *Lancet,* 22 juillet 1893.
Reclus (P.). — *Clin. chir. de la Pitié,* 1894.
— *Soc. de chir.,* 27 juin 1888.
Reinhold. — *Centralblatt für Chirurgie,* 1884.
Ricard. — *Gazette des hôpitaux,* 1889.
Rieffel. — *Gazette des hôpitaux.* Paris, 1891.
Robinson. — *Pacific. M J.* San Francisco, 1894, t. XXXVII, p. 482.
Rolland. — Thèse de Bordeaux, 1886, nᵒ 15.
Schellmann. — *Ueber Traumatischen Verletzungen der Gehirnsinus.* Dissertation Giessen, 1864.
Schmucker. — *Wahnne Nunnegen aus der Wandarncikund,* Frankental, 1784.
Schwartz. — *Médecine moderne,* 24 octobre 1896.
Scuddle et **Lung.** — *Americ. Journal of med. Surg.,* avril 1895.
Sédillot. — *Comptes rendus de l'Académie des sciences de Paris,* 1877, p. 584-89.
Senn. — *Medical Record,* vol. 46, p. 43, 1894.
Seydel. — *Münch. med. Woch.,* p. 755.
Simon (Paul). — *Rev. méd. de l'Est,* 1896, p. 677.
Symonds. — *Lancet.* London, 1892, 1, 23.
Tawdon. — *Lancet,* 22 juillet 1892.
Taylor. — *Med. News,* 27 juin 1891.
Terrier. — *Bulletin de l'Académie de médecine de Paris,* 1891.
Terrier et **Peraire.** — *L'opération du trépan.* Paris, 1895.
Testut. — *Traité d'anatomie humaine.*
Tillaux. — *Bulletin génér. de Thérap.* Paris, 1871, t. XXXI, p. 421-423.
— *Traité d'anatomie topographique.*
Trolard. — *Journal de l'anatomie,* janvier 1892.
Volmer. — *Preussische Vereinzeitung,* 1846, Seite 61.
Volkmann. — In Ferrari. *Archives italiennes de biologie,* 1899.
Weber. — *Contribution à l'anat. pathol. des nouveau-nés,* 1851.

TABLE DES MATIÈRES

IMPRIMERIE A.-G. LEMALE, HAVRE

9 782019 290160